SIMONE CASAGRANDE

IL CIRCUITO METABOLICO

Come Accelerare il Metabolismo e Tonificare il Tuo Corpo in Soli 30 Minuti

Titolo

“IL CIRCUITO METABOLICO”

Autore

Simone Casagrande

Editore

Bruno Editore

Sito internet

http://www.brunoeditore.it

Sommario

Introduzione

In quest'ultimo anno ho scritto diversi libri sull'allenamento e l'ho fatto con una grande emozione e un'enorme passione. Il motivo è semplice: lo sport ha sempre rappresentato una parte importante della mia vita e parlarti delle varie metodiche di allenamento è per me la cosa più naturale di questo mondo. Ci sono persone che sono portate per la meccanica, altre per l'elettronica, altre ancora per la tecnologia ecc. Io amo muovermi!

Allenarmi mi piace, mi rilassa, mi fa affrontare meglio i problemi, migliora la mia vita. Con i miei corsi il mio intento è proprio questo: migliorare la tua esistenza! Le mie proposte sono per tutti; uomini, donne, giovani, meno giovani, atleti e principianti. Ho fatto questa piccola introduzione perché è importante per me che tu capisca la mia missione. Allenarsi deve diventare un'abitudine di vita. Se riuscirò a motivarti come credo, la tua vita migliorerà. Non scrivo certo per "monetizzare" ma per aiutare qualcuno e per parlarti delle mie esperienze.

Se stai seguendo questo corso, sei la persona che voglio aiutare. Se hai sfogliato qualche mio lavoro, ti sarai accorto che gli argomenti spaziano alla grande. Questo è molto importante perché l'allenamento perfetto non esiste e t'invito a non credere mai a quelli che ti confidano di avere la soluzione ideale per trasformare il tuo corpo. Devi sapere che più "stresserai" il tuo corpo con esercitazioni diverse e più avrai miglioramenti.

Non cadere nella trappola di allenarti sempre allo stesso modo: **non funziona**! Va bene il corpo libero, vanno bene i pesi, va bene l'aerobica, vanno bene le esercitazioni in acqua e logicamente praticare un qualsiasi sport. L'importante è che ti piaccia quello che fai; perché se ti alleni contro voglia e senza pensare positivo, i tuoi sforzi saranno inutili. È altrettanto importante allenarsi intensamente perché se mentre sei in palestra, ti distrai o hai un ritmo blando, i risultati non arriveranno.

Per ultimo non trascurare l'alimentazione; perché se non ti nutri nella maniera giusta, i tuoi sforzi saranno inutili. In questo corso ti mostrerò una proposta pratica e super efficace per perdere peso, accelerare il tuo metabolismo, aumentare la tua potenza e variare un po' la tua routine di allenamento. Imparerai ad allenarti a circuito utilizzando esercizi funzionali: con i pesi e a corpo libero. È un circuito impegnativo ma… funziona!

Buona lettura!

Simone Casagrande

CAPITOLO 1:
Come il giusto mix sciocccherà il tuo fisico

Perché l'aerobica lenta e lunga non funziona

Mi piacciono tutti gli sport e tra questi la corsa è sicuramente importante per rimanere tonici e rinforzare cuore e polmoni. Tuttavia ritengo esagerata la sua funzione per il dimagrimento delle persone. Ti spiego perché: per iniziare facciamo un confronto sul fisico di due atleti, precisamente un maratoneta e un velocista. Il primo atleta si presenta così:

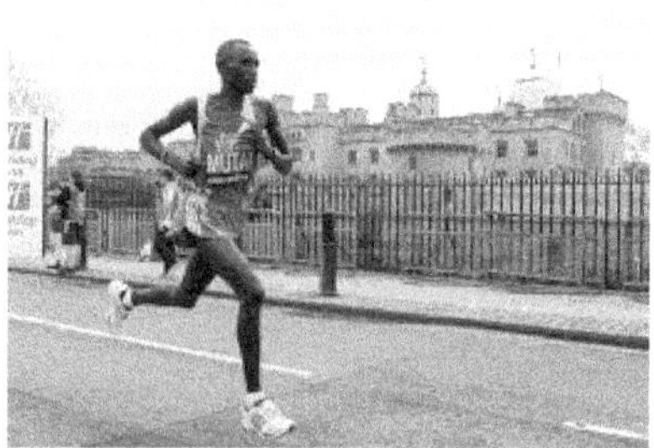

Fig. 1 – Fonte: all-athletics.com

Il secondo atleta così:

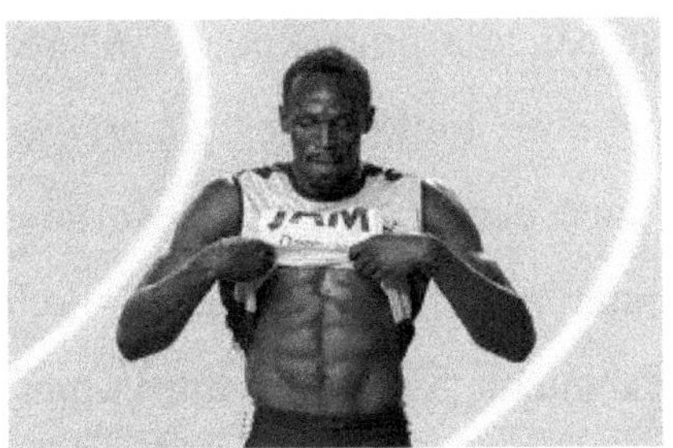

Fig. 2 – Fonte: gazzetta.it

Adesso sei libero di dirmi che preferisci il fisico del primo atleta, ma sta sicuro che non ci crederò. Sai quanti chilometri di corsa lenta fa Usain Bolt (primatista del mondo dei 100 e 200 metri)? Nessuno! Bolt si allena con pesi, ripetute e alzate olimpiche e non certo correndo lentamente 10 km al giorno. Anche se non siamo tutti uguali (il fisico delle persone non risponde agli stimoli allo stesso modo) la strada migliore per essere al top è: sovraccarichi (possibilmente con esercizi funzionali) e frequenza cardiaca al 70-80% del tuo massimale (che è dato dalla formula: 220 – età del soggetto).

Per rimanere nel *range* di frequenza più efficace le strade sono due: attività aerobica o esercizi di forza organizzati a circuito con poche pause tra i vari movimenti. Personalmente sono per la seconda strada ritenendola più veloce e più redditizia. Riguardo alla corsa lenta che molti consigliano io credo che sia sopravvalutata e sono perfettamente d'accordo con il grandissimo preparatore di fama mondiale Charles Poliquin, che considera l'aerobica a bassa intensità non produttiva per ridurre il tessuto adiposo. Poliquin elenca delle ragioni che ti riassumo perché sono veramente interessanti:

- l'allenamento aerobico raggiunge *plateau* dopo otto settimane, quindi qualunque programma oltre questo periodo di tempo, è controproducente;
- l'allenamento aerobico riduce la potenza localmente e sistematicamente, in altre parole si diventa più lenti;
- l'allenamento aerobico aumenta lo stress ossidativo che accelera i processi d'invecchiamento;
- l'allenamento aerobico aumenta lo stress delle ghiandole adrenali che può avere come conseguenza il sovrappeso e produrre altre conseguenze indesiderabili per la salute;
- l'allenamento aerobico aumenta la percentuale di grasso in persone stressate, contribuendo ad aggiungere ulteriore stress;
- l'allenamento aerobico peggiora la relazione testosterone/cortisolo che impedisce l'abilità di aumentare la

massa muscolare e di perdere grasso. Poliquin afferma che l'allenamento aerobico continuativo è basicamente «castrazione indotta attraverso l'esercizio fisico»! (Fonte my-personaltrainer.it)

A queste ragioni io ne aggiungo altre altrettanto importanti:

- l'attività aerobica prolungata a bassa intensità brucia troppe poche calorie rispetto al tempo speso per allenarsi;
- se si corre continuamente su superfici dure (come l'asfalto) c'è il rischio di logorare le articolazioni della caviglia, del ginocchio e dell'anca;
- la ripetizione continua di movimenti non completi può portare a poca flessibilità di alcuni distretti muscolari e a sbilanciamenti posturali.

SEGRETO n. 1: l'aerobica lenta prolungata non è efficace per il dimagrimento del tuo corpo; molto meglio un circuito misto di esercizi di forza (funzionali) e cardio-vascolari.

Perché i pesi aumentano il metabolismo

Tutti sanno che fare attività fisica accelera il metabolismo, ma molti non sanno che accrescere la massa muscolare (massa magra) è fondamentale per aumentare il metabolismo basale. Ecco perché per "bruciare" di più anche stando a riposo, è importante fare un buon allenamento con i pesi. I tuoi muscoli, infatti, hanno una richiesta metabolica molto superiore al tessuto adiposo (10 volte di più) e di conseguenza più muscoli hai più consumi durante la giornata.

Ciò non significa costruire una massa enorme, ma potenziarti con le giuste strategie. In questo modo anche se col passare degli anni il tuo metabolismo rallenterà, potrai comunque ritardarne il processo e rimanere bello e tonico più a lungo. Tra tutti gli esercizi che puoi fare i movimenti funzionali sono sicuramente i migliori, perché non isolano i muscoli, ma fanno lavorare tutta la catena cinetica.

Inoltre i movimenti che coinvolgono tutto il corpo sono in grado di farti bruciare molte più calorie. Riguardo all'allenamento funzionale troverai molte informazioni sul mio corso *Super Core Training*, edito sempre da Bruno Editore. Ci si può allenare in maniera efficace anche a corpo libero e molti esercizi sono veramente duri, anche se non si utilizzano i sovraccarichi. A questo proposito ho già scritto molto sul mio corso *Allenarsi senza Attrezzi*, anch'esso edito da Bruno Editore.

SEGRETO n. 2: col passare degli anni il tuo metabolismo rallenterà! Con i giusti esercizi di potenziamento aumenterai la tua massa muscolare e manterrai un metabolismo più "giovane" della tua età.

Come controllare la massa grassa con l'alimentazione

Se hai letto qualche mio lavoro, avrai sicuramente notato come sono contrario a diete drastiche e a qualsiasi regime alimentare che elimina uno dei macronutrienti (carboidrati, proteine e grassi). Ho sempre suggerito di mangiare un po' di tutto, cercando di non esagerare con le calorie generali e soprattutto facendo 5-6 pasti distribuiti nell'arco della giornata. Ho anche consigliato di "scaricare un po'" i carboidrati e di consumarli nella prima parte della giornata distribuendo uniformemente le proteine nei pasti giornalieri.

Ho letto molto in questi ultimi anni sull'alimentazione e a essere sinceri troppi autori e nutrizionisti si sono contraddetti in molti aspetti legati alla dieta. Al Clinic Internazionale preparatori fisici (Pesaro, luglio 2011), ho ascoltato con molto interesse la relazione fatta dal prof. Francesco Francini Pesenti (docente dell'Università di Padova) che parlava di come controllare la massa grassa dell'atleta. Mi ha incuriosito non perché parlasse di una nuova dieta ma perché sfatava alcuni miti sull'utilizzo di quelle iperproteiche e ipoglucidiche per dimagrire. A essere onesto ha anche smontato anche alcune mie convinzioni, perciò in questo corso mi soffermo proprio su questa dieta. Si parlava di "Dieta proteica e chetogenica per il controllo della massa grassa dell'atleta". Non farti influenzare dal titolo perché le nozioni che leggerai sono adattabili tranquillamente anche a un soggetto sedentario.

Ti riassumo la sua relazione velocemente. Nella tua vita potresti essere in sovrappeso per moltissime ragioni:

- per inattività dovuta alla tua pigrizia;
- per inattività forzata conseguente a un infortunio;
- per problemi psicologici;

- per "cattiva" alimentazione;
- ecc.

Per risolvere il tuo problema puoi intraprendere molte strade:

- diete ipocaloriche bilanciate;
- diete iperproteiche;
- diete chetogeniche;
- dieta a zona;
- digiuno modificato;
- diete di fantasia.

Quella che ti voglio proporre per ridurre la tua massa grassa in un tempo non eccessivamente lungo è la **dieta proteica e chetogenica.** Attenzione! Non ti sto proponendo una dieta da seguire per sempre (rimango fermo sui miei principi scritti in precedenza) ma solamente una dieta da utilizzare se vuoi rientrare nel peso forma preservando la massa magra (muscoli) e "bruciando" solo massa grassa (tessuto adiposo) in breve tempo.

È stato fatto uno studio su due gruppi di atleti in sovrappeso; per metà hanno seguito una dieta bilanciata, l'altra metà una dieta ipoglucidica e iperproteica. Il gruppo che ha seguito la dieta bilanciata ha perso più peso, andando a vedere però la composizione corporea si è notato che il primo gruppo aveva perso anche massa muscolare mentre il secondo no. Questo dato è molto significativo e ti dimostra la bontà del "trattamento".

SEGRETO n. 3: una dieta ipocalorica iperproteica induce una perdita di massa grassa superiore e di massa magra inferiore rispetto a una dieta a maggior contenuto di carboidrati.

L'utilizzo delle diete iperproteiche e ipoglucidiche ha altri vantaggi che possiamo riassumere così:

- termogenesi maggiore da alimenti;
- elevato indice di sazietà;
- maggior perdita di sodio.

Ti spiego meglio questi concetti. Riguardo al primo punto ti faccio un esempio per spiegarti bene il significato: se io introduco cento calorie di proteine, una parte di esse viene "consumata" per metabolizzare le proteine. In pratica se nel mio piatto ho cento calorie proteiche è come se ne avessi settanta. Per quanto riguarda la sazietà avrai certamente notato come un piatto di spaghetti sazia meno di una bella bistecca.

Ovvio che se si esagera con le quantità si va incontro anche a qualche problema che si può comunque evitare con i giusti accorgimenti. Infatti, molti nutrizionisti affermano che l'utilizzo di diete iperproteiche, essendo queste acidificanti, crea problemi alle ossa e ai reni. Sostengono che questa dieta eroda l'osso portando all'osteoporosi e sovraccarichi i reni per via del super lavoro richiesto dalle proteine.

Al contrario molti studi hanno dimostrato che in alcuni pazienti che seguivano questa dieta, la densità ossea migliorava. Questo perché mangiando più proteine, l'intestino assorbe più calcio che di conseguenza viene espulso di più con le urine. Il calcio presente nell'urina, infatti, è di origine intestinale e non origina dall'osso.

Riguardo al sovraccarico del rene, anche in questo caso ci sono precisazioni che vanno evidenziate. Apporti proteici tra 1,2 e 2,0 g/kg/die non aumentano il rischio d'insufficienza renale a patto che si tratti di soggetti senza patologie renali. Aumenta invece il fabbisogno di acqua perché la dieta iperproteica aumenta la produzione di urea; quindi è una dieta da evitare in prossimità di una gara. Come vedi, con i giusti accorgimenti, questa dieta diventa molto efficace; sicuramente di più delle diete bilanciate.

SEGRETO n. 4: la dieta iperproteica (a patto che si rispettino tempi e dosi) non danneggia né i reni, né il tessuto osseo.

Il prof. Francini Pesenti ha poi parlato di dieta chetogenica, che non è altro che un sotto-gruppo delle diete iperproteiche. Te ne parlo brevemente perché anche in questa dieta ci sono aspetti molto interessanti che vanno considerati. La dieta chetogenica prevede l'utilizzo di trenta grammi di carboidrati al giorno, quindi sono banditi pane, pasta, latte ecc. In queste condizioni il fegato estrae i corpi chetogeni dai grassi che a loro volta sono utilizzati dal cervello (sono simili ai carboidrati) per sopravvivere.

I corpi chetogeni danno energia lentamente e quindi non vanno bene per sforzi superiori al 75 per cento della Fcmax. In conclusione possiamo dire che la dieta chetogenica non va bene per lo sportivo in generale (perché con sforzi vicini al massimale si riducono le prestazioni) ma è valida per rientrare abbastanza velocemente nel peso forma. Mentre, sempre con i giusti accorgimenti, è utilizzabile e tollerata tranquillamente anche da soggetti sedentari.

SEGRETO n. 5: la dieta chetogenica è indicata per atleti nelle prime fasi della preparazione (dove i ritmi sono più blandi) o che sono in sovrappeso e devono rientrare velocemente nel peso forma. Non è consigliata prima di partite per allenamenti intensi e per lunghi periodi di tempo.

Per chiarirti come puoi "strutturare" questa dieta ti faccio un esempio tratto da my-personaltrainer.it.

Esempio dieta chetogenica

DIETA GIORNO 1

COLAZIONE

Prosciutto crudo	50 g
Pane di segale	50 g

SPUNTINO

Pistacchi tostati e salati	50 g
PRANZO	
Rucola	100 g
Trancio di salmone (grigliato)	150 g
Olio di oliva	20 g
SPUNTINO	
Fiocchi di latte	100 g
CENA	
Zucchine	200 g
Capretto grigliato	200 g
Olio di oliva	10 g

Composizione Dieta

NUTRIENTE	QUANTITÀ	% ENERGIA
Energia	1508 Kcal	
Proteine	120 g	32
Grassi	102 g	61
Carboidrati	30 g	7
Fibra	10 g	
Alcol	0	0
Ferro	8.5 mg	
Calcio	432 mg	
Colesterolo	271 mg	

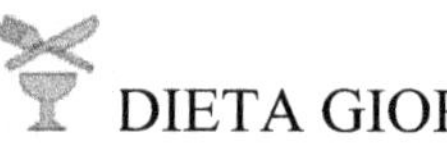

DIETA GIORNO 2

COLAZIONE	
Bresaola	50 g
Pane di segale	30 g
SPUNTINO	
Mandorle dolci	50 g

PRANZO	
Fagiolini	200 g
Trancio di salmone (grigliato)	250 g
Olio di oliva	20 g
SPUNTINO	
Grana	50 g
CENA	
Pomodori da insalata	200 g
Lattuga	100 g
Vitellone, tagli semigrassi	150 g
Olio di oliva	10 g

Composizione Dieta

NUTRIENTE	QUANTITÀ	% ENERGIA
Energia	1686 Kcal	
Proteine	160 g	38
Grassi	104 g	55
Carboidrati	30 g	7
Fibra	18 g	
Alcol	0 g	
Ferro	20.61 mg	
Calcio	1063 mg	
Colesterolo	262 mg	

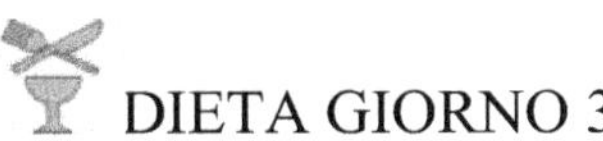

DIETA GIORNO 3

COLAZIONE	
Speck	50 g
Sottilette formaggio	30 g
Pane di segale	25 g
SPUNTINO	

Arachidi tostate	50 g
PRANZO	
Lattuga	200 g
Trota saltata in padella	200 g
Olio di oliva	10 g
SPUNTINO	
Shake proteico	30 g
CENA	
Broccoli	250 g
Uovo di gallina (2 interi + 2 albumi)	150 g
Olio di oliva	10 g

Composizione Dieta

NUTRIENTE	QUANTITÀ	% ENERGIA
Energia	1376 Kcal	
Proteine	122 g	35
Grassi	86 g	56
Carboidrati	31 g	8
Fibra	17.65 g	
Alcol	0 g	
Ferro	12.05 mg	
Calcio	492 mg	
Colesterolo	785 mg	

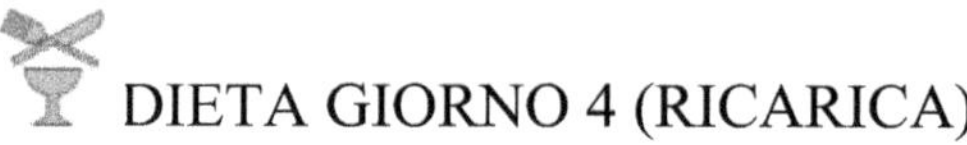

DIETA GIORNO 4 (RICARICA)

COLAZIONE	
Latte di vacca parzialmente scremato	250 g
Zucchero	10 g
Fette biscottate integrali	100 g

Marmellata	50 g
SPUNTINO	
Yogurt di latte parzialmente scremato	130 g
Kiwi	100 g
PRANZO	
Riso parboiled	200 g
Parmigiano grattugiato	10 g
Pomodori	200 g
Tonno sott'olio sgocciolato	100 g
Olio di oliva	10 g
SPUNTINO	
Mela	200 g
CENA	
Pane integrale	150 g
Trancio di pesce spada (grigliato)	100 g
Olio di oliva	10 g
Spinaci	200 g

Composizione Dieta

NUTRIENTE	QUANTITÀ	% ENERGIA
Energia	2640 Kcal	
Proteine	108 g	16
Grassi	65 g	22
Carboidrati	433 g	61
Fibra	38 g	
Alcol	0 g	
Ferro	21.9 mg	
Calcio	1093 mg	
Colesterolo	177 mg	

Questo è solo un esempio della classica dieta chetogenica ma ci tengo a sottolineare che **solo uno specialista può prescrivere un**

regime dietetico adatto alla tua persona. Tuttavia, la dieta che hanno suggerito al convegno è leggermente modificata e soprattutto più "graduale" nel diminuire i carboidrati. Parliamo della **Dieta Sirt**. Questo regime alimentare è ideale per chi vuole perdere peso o semplicemente rallentare i processi d'invecchiamento.

Questa dieta prevede 4 fasi:

- induzione;
- chetogenica;
- perfezionamento;
- mantenimento *anti-aging*.

Nella prima fase vengono ridotti i carboidrati anche se non in maniera drastica (cento grammi al giorno) e vengono privilegiati quelli a basso indice glicemico. In questo modo l'organismo si adatta alla novità gradualmente. Questa fase ha la durata di sette giorni. Nella seconda fase vengono ridotti drasticamente i carboidrati e viene massimizzata la perdita di tessuto adiposo. Questa fase può durare 14, 21 o 28 giorni. Nella terza fase vengono reintrodotti gradualmente i carboidrati, partendo da quelli a basso indice glicemico. Questa fase può durare 7, 14 o 21 giorni. L'ultima fase consiste in un regime leggermente ipocalorico che copre il 75-80 per cento del fabbisogno calorico complessivo. La durata delle diverse fasi è variabile proprio perché è una dieta personalizzata e vengono sempre considerate le caratteristiche del soggetto. (Fonte: Clinic Internazionale preparatori fisici – Pesaro, luglio 2011)

SEGRETO n. 6: la Dieta Sirt è sempre una dieta chetogenica, ma con una diminuzione graduale dei carboidrati. È composta da 4 fasi di lunghezza variabile, proprio per soddisfare i bisogni individuali.

RIEPILOGO DEL CAPITOLO 1:

- SEGRETO n. 1: l'aerobica lenta prolungata non è efficace per il dimagrimento del tuo corpo; molto meglio un circuito misto di esercizi di forza (funzionali) e cardio-vascolari.
- SEGRETO n. 2: col passare degli anni il tuo metabolismo rallenterà! Con i giusti esercizi di potenziamento aumenterai la tua massa muscolare e manterrai un metabolismo più "giovane" della tua età.
- SEGRETO n. 3: una dieta ipocalorica iperproteica induce una perdita di massa grassa superiore e di massa magra inferiore rispetto a una dieta a maggior contenuto di carboidrati.
- SEGRETO n. 4: la dieta iperproteica (a patto che si rispettino tempi e dosi) non danneggia né i reni, né il tessuto osseo.
- SEGRETO n. 5: la dieta chetogenica è indicata per atleti nelle prime fasi della preparazione (dove i ritmi sono più blandi) o che sono in sovrappeso e devono rientrare velocemente nel peso forma. Non è consigliata prima di partite per allenamenti intensi e per lunghi periodi di tempo.
- SEGRETO n. 6: la Dieta Sirt è sempre una dieta chetogenica, ma con una diminuzione graduale dei carboidrati. È composta

da 4 fasi di lunghezza variabile, proprio per soddisfare i bisogni individuali.

CAPITOLO 2

Come eseguire gli esercizi

Esercizi a corpo libero

In questo paragrafo troverai esercizi funzionali a carico naturale, la cui esecuzione richiede l'intervento di più gruppi muscolari. Non sono i semplici esercizi che puoi trovare ovunque, ma movimenti combinati ottimi per il miglioramento del tuo fisico. Alcuni li avrai già visti o provati ma altri, sono sicuro, ti colpiranno particolarmente.

Non mi stancherò mai di ricordarti che con il tuo corpo è possibile fare tantissimi esercizi e la loro esecuzione non è affatto scontata. Alcuni sono veramente difficili, ma se ti alleni con impegno e metti una grande determinazione nell'allenamento, riuscirai a eseguirli correttamente.

SEGRETO n. 7: l'aspetto mentale riveste un ruolo fondamentale per la riuscita di qualsiasi allenamento. "Aver voglia di farlo" fa la differenza!

In sostanza i movimenti che vedrai sono un'evoluzione dei classici esercizi per braccia, tronco e gambe svolti a corpo libero. Variazioni funzionali che renderanno gli esercizi più difficili ma anche più utili per ottenere un corpo sano, muscoloso, definito, potente e resistente.

Esercizio n. 1 – Piegamenti gamba all'esterno:
parti dalla classica posizione dei piegamenti e mentre scendi verso terra piegando le braccia, allarga un ginocchio verso l'esterno mantenendo la gamba sospesa da terra. Quando risali, riporta la gamba in posizione iniziale. Ripeti con l'altra gamba.

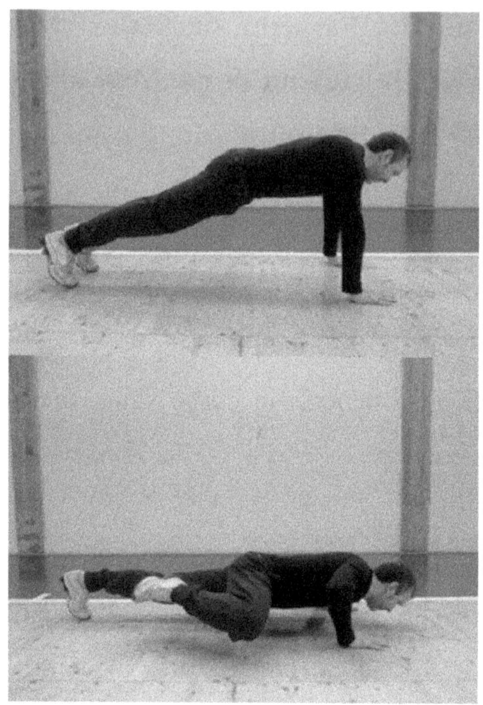

Esercizio n. 2 – *Squat* completo braccia alte:

esegui un'accosciata completa mantenendo le braccia tese sopra la testa. Fai sempre attenzione a non superare con la proiezione delle ginocchia la punta dei piedi e non sollevare mai i talloni. Se non riesci a evitare questi due "difetti", non raggiungere la posizione completa ma fermati a mezzo *squat*.

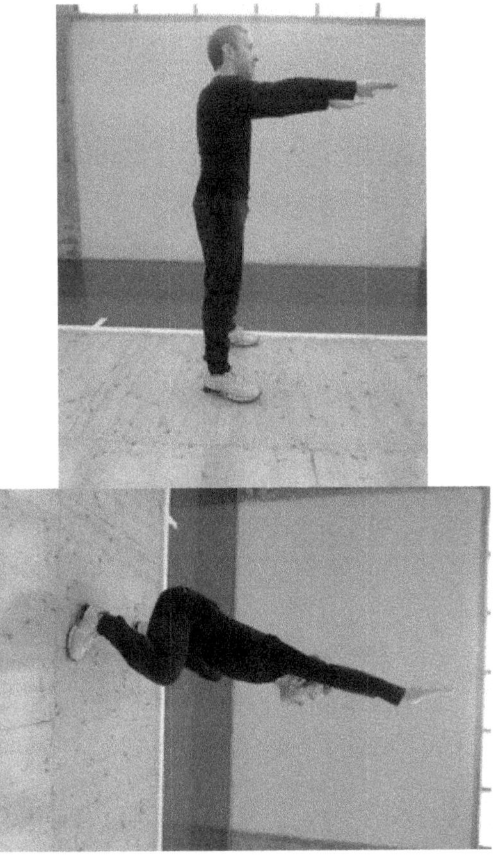

Esercizio n. 3 – Ponte prono e braccia tese alternando gamba sinistra alta-braccio destro alto e viceversa:

dalla posizione isometrica dei piegamenti, solleva lentamente e contemporaneamente il braccio destro e la gamba sinistra e poi torna nella posizione iniziale. Il movimento dura tre secondi circa. Ripeti con gli arti opposti.

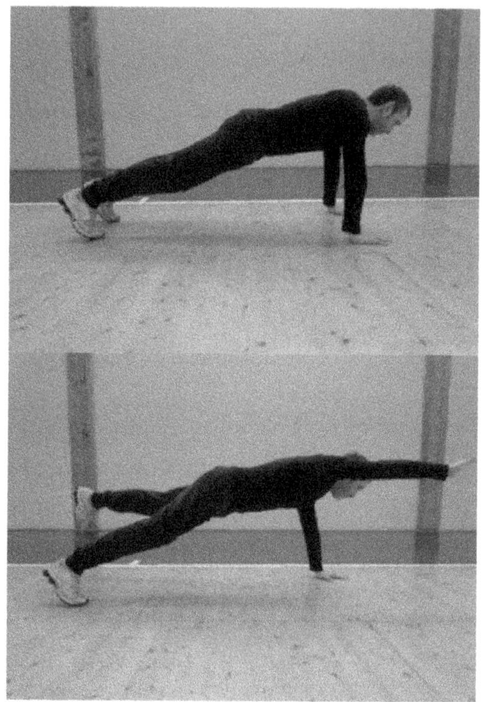

Esercizio n. 4 – Piegamenti gamba all'interno:

parti dalla classica posizione dei piegamenti e mentre scendi verso terra piegando le braccia, incrocia una gamba sotto il corpo mantenendola sospesa da terra. Quando risali, riporta la gamba in posizione iniziale. Ripeti con l'altra gamba.

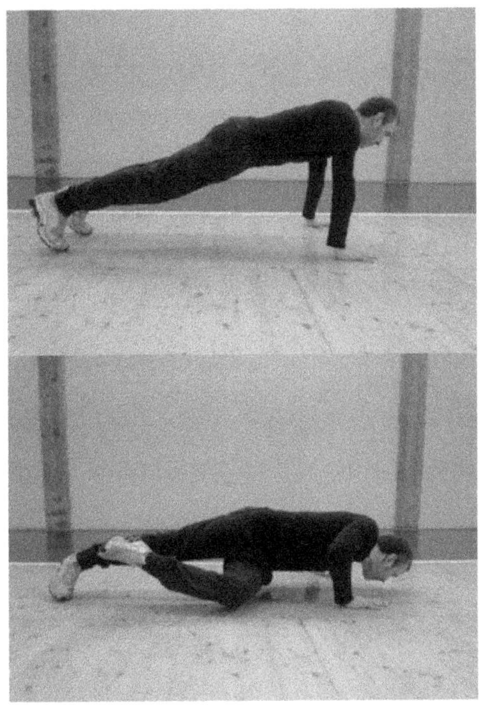

Esercizio n. 5 – Affondi braccia alte:

dalla posizione eretta fai un passo in avanti e piega la gamba dietro. Fermati quando si formano tre angoli retti tra busto, coscia e gamba. Fai attenzione a non superare con la proiezione del ginocchio della gamba anteriore la punta del piede. Mentre esegui l'affondo, solleva le braccia tese sopra la testa e poi torna nella posizione iniziale. Ripeti con l'altra gamba.

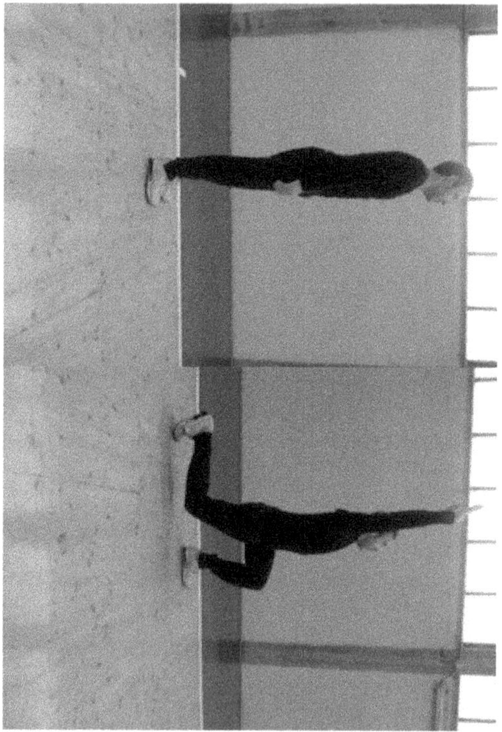

Esercizio n. 6 – Ponte prono piegamenti, tocco con mano destra-ginocchio sinistro e viceversa:

dalla posizione isometrica dei piegamenti porta un ginocchio in avanti e toccalo con la mano opposta. Torna nella posizione iniziale e inverti ginocchio e mano.

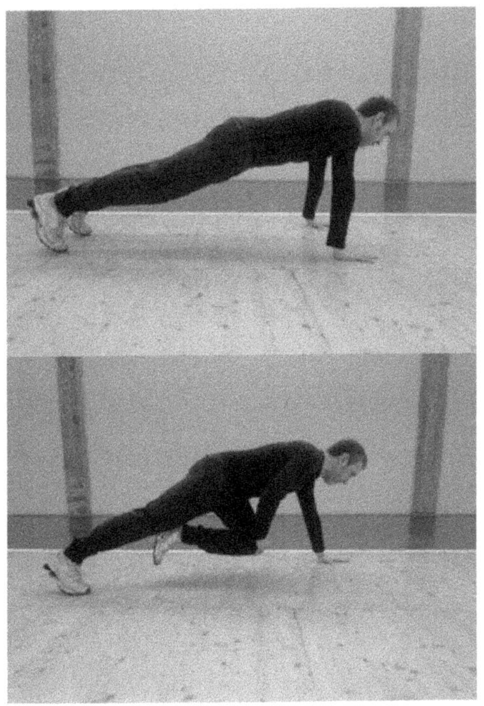

Esercizio n. 7 – Piegamenti mani larghe (vado a dx e a sx):

in atteggiamento prono, con le gambe distanziate e le braccia larghe, esegui un piegamento spostandoti sopra la mano destra e poi sopra la mano sinistra.

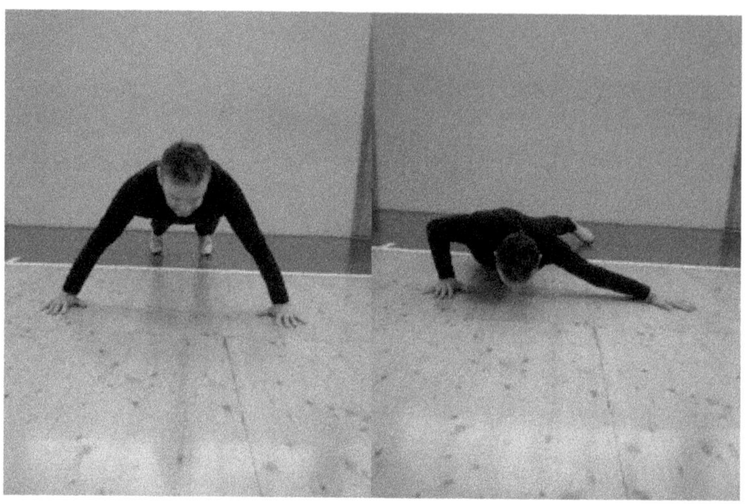

Esercizio n. 8 – *Step-up* braccia alte:

metti un piede su un rialzo in modo da formare un angolo di 90° tra coscia e gamba. Spingi con il piede rialzato e contemporaneamente solleva l'altro ginocchio e le braccia tese sopra la testa. Esegui tre ripetizioni e poi cambia gamba.

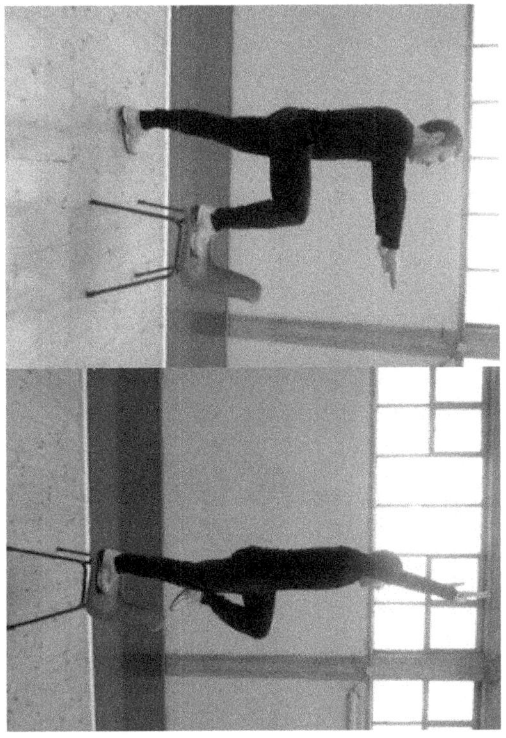

Esercizio n. 9 – Ponte prono (avambracci) incrocio ginocchio verso gomito opposto:

dalla posizione isometrica di ponte prono, porta il ginocchio destro verso il gomito sinistro e viceversa.

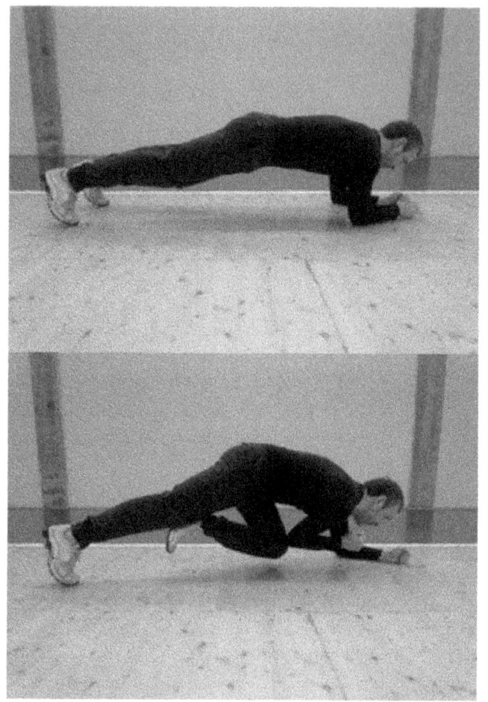

Esercizio n. 10 – Piegamenti e tocco coscia:

esegui un piegamento, tocca con la mano destra la parte esterna della coscia destra, esegui un piegamento e fai la stessa cosa a sinistra.

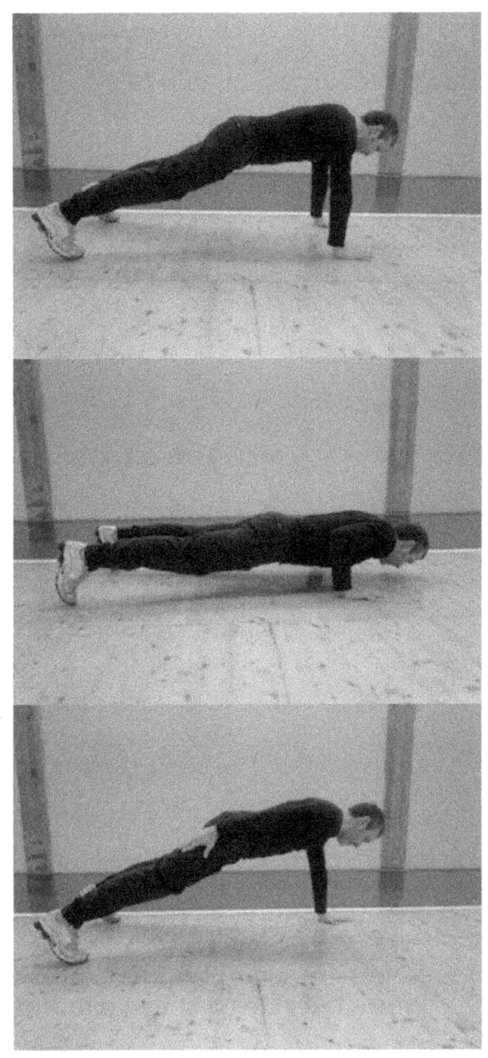

Esercizio n. 11 – *Squat* bulgaro:

appoggia il dorso di un piede su un rialzo ed esegui uno *squat* con l'altra gamba fino a formare un angolo di 90° tra gamba, coscia e busto. Esegui tre ripetizioni e poi cambia gamba.

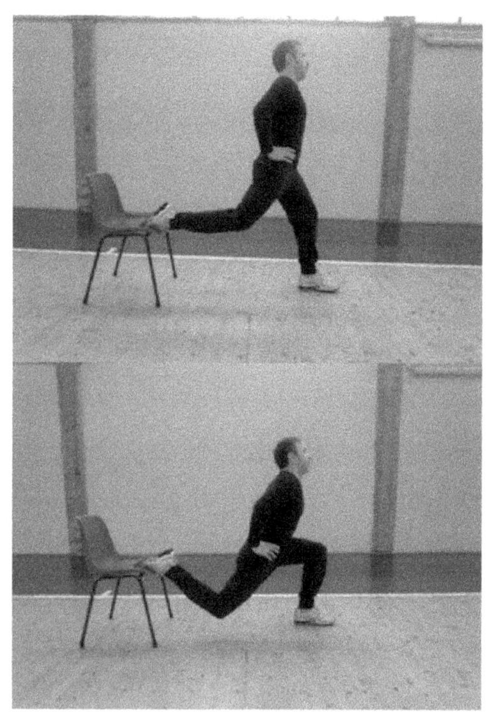

Esercizio n. 12 – Ponte laterale e sollevo gamba:

dalla posizione isometrica di ponte laterale destro, solleva lentamente la gamba sinistra e ritorna alla posizione iniziale.

Esegui tre ripetizioni, poi cambia lato senza rilassare gli addominali e fai la stessa cosa nella posizione di ponte laterale sinistro, con la gamba destra.

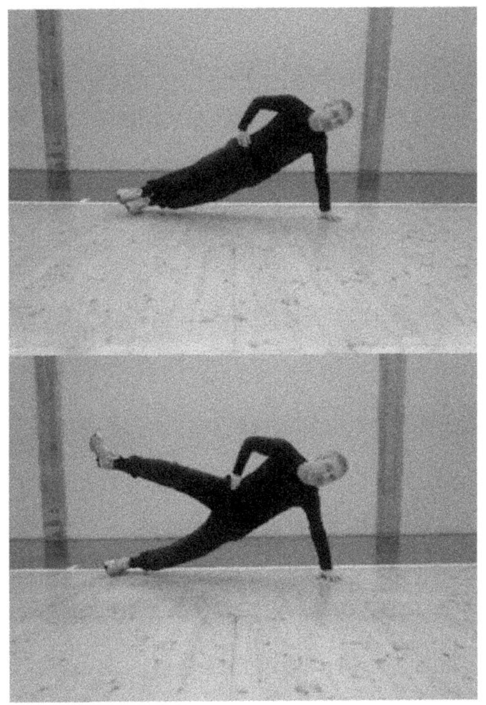

Esercizio n. 13 – Piegamenti mani attaccate:
esegui i piegamenti mantenendo le mani affiancate e i gomiti sempre vicini al busto.

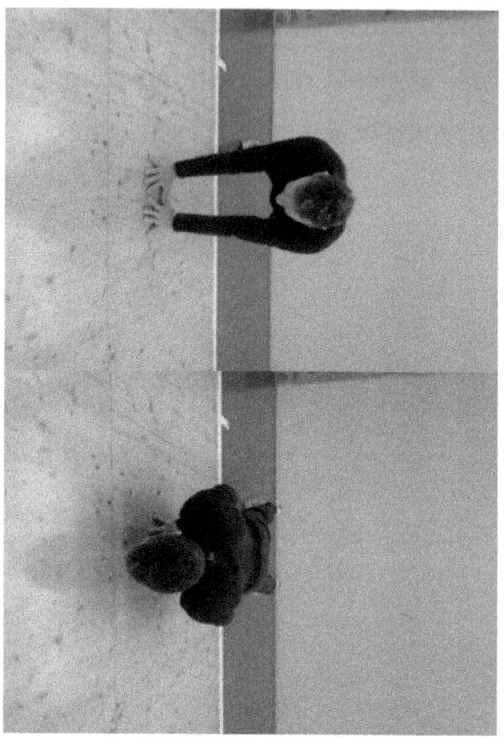

Esercizio n. 14 – *Box jump*:

posizionati davanti a un rialzo (50-60 cm) a una distanza di 40 cm circa e dalla posizione di mezzo *squat*, effettua un balzo atterrando a gambe leggermente piegate. Drizzati e scendi con una gamba alla volta per poi ricominciare.

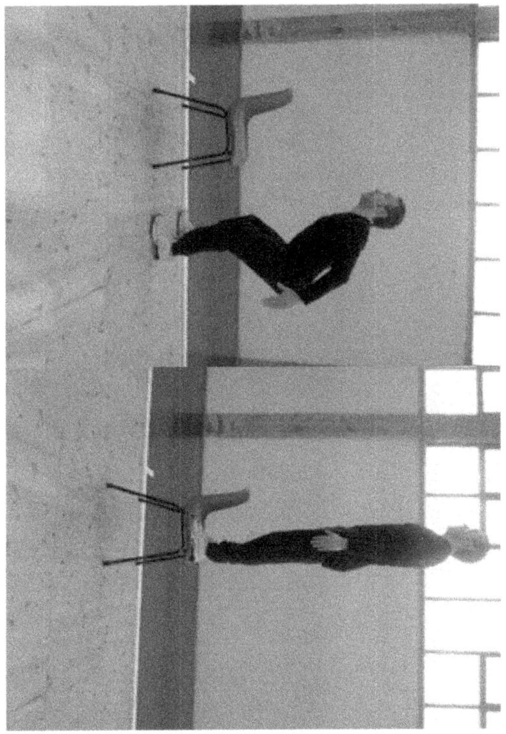

Esercizio n. 15 – *Squat* caduta e ritorno:

dalla posizione di *squat* lasciati cadere in avanti fino a toccare terra con le mani. Spingi subito con le braccia a terra per tornare nella posizione iniziale. Ricomincia di nuovo.

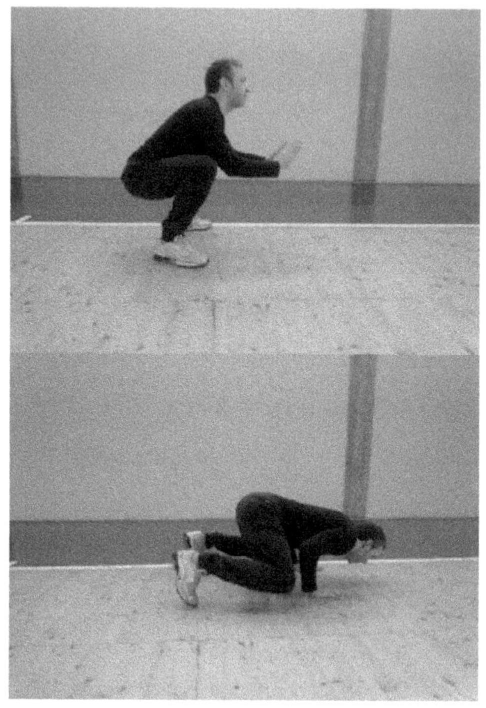

Esercizio n. 16 – "Altalena":

siediti a terra e appoggia i palmi delle mani al suolo dietro i glutei. Esegui spinte del bacino in alto piegando le gambe e poi torna nella posizione iniziale senza appoggiare cosce e glutei a terra. Ricomincia senza pausa.

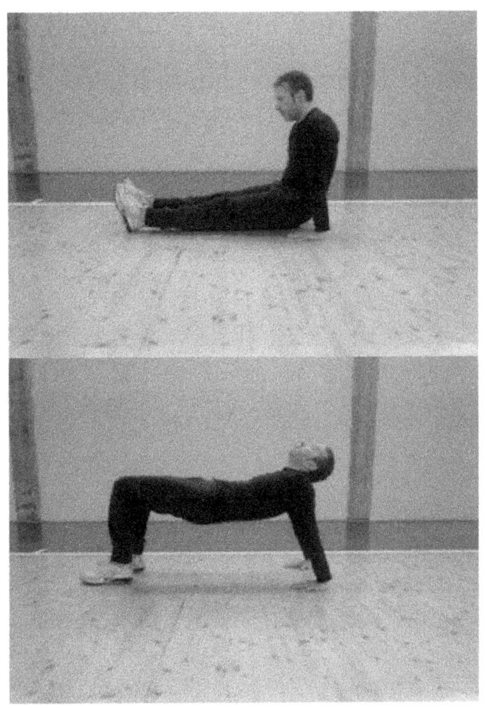

Esercizio n. 17 – Altalena + piegamento gamba sollevata: siediti a terra e appoggia i palmi delle mani al suolo dietro i glutei. Esegui una spinta del bacino, poi ruota frontalmente staccando mano e gamba. Appoggia la mano a terra e lascia la gamba sollevata. Esegui un piegamento con la gamba sollevata. Adesso, facendo passare la gamba sollevata sotto il corpo, ruota dorsalmente staccando una mano e ritornando nella posizione iniziale. Ricomincia invertendo sempre il lato.

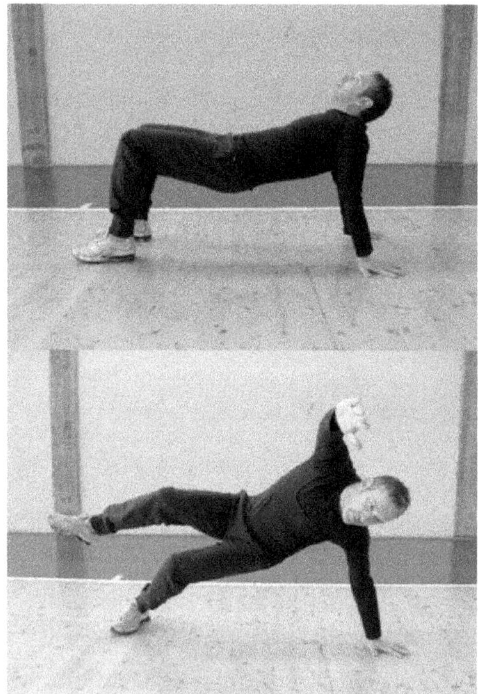

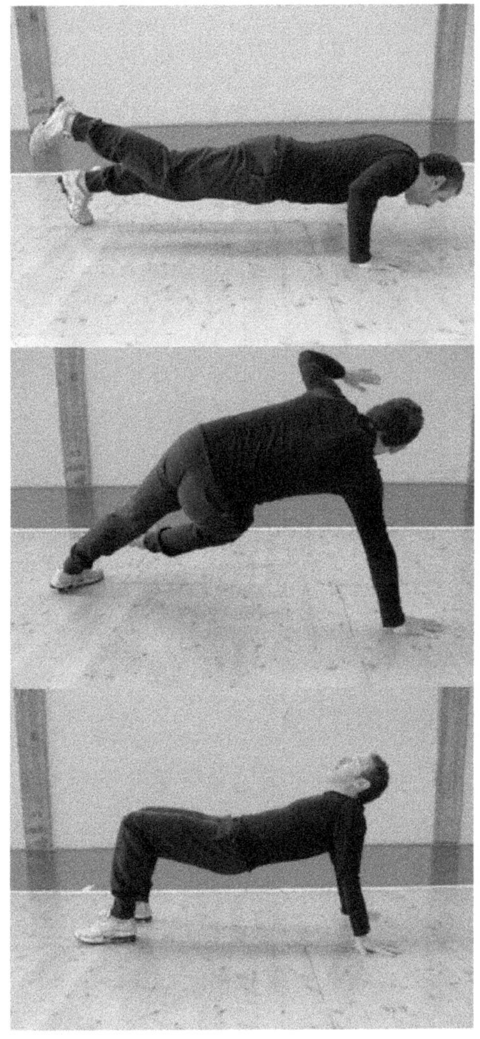

Esercizio n. 18 – *Jump squat* ruotando a destra e a sinistra:

esegui dei *jump squat* consecutivi ruotando frontalmente (una volta a destra e una volta a sinistra) e toccando sempre il pavimento con le mani.

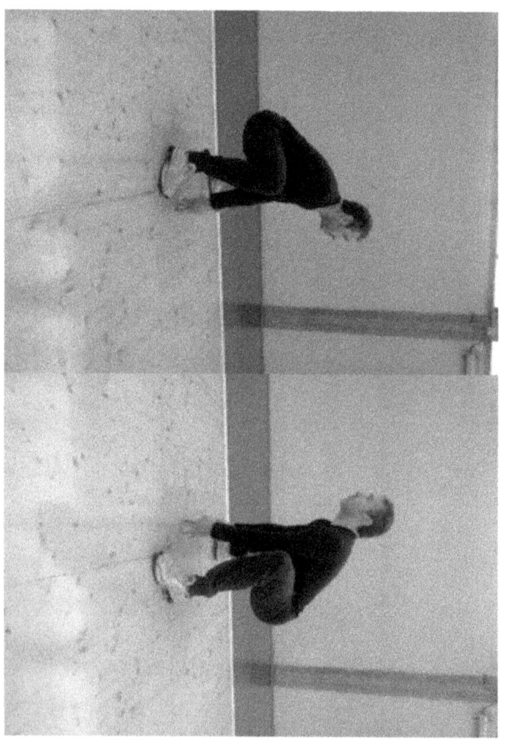

Esercizio n. 19 – Piegamento, isometria e slancio gambe:

esegui mezzo piegamento (solo la discesa) e rimani in isometria (stai fermo) con le braccia piegate senza toccare terra. Da questa posizione solleva le gambe alternativamente.

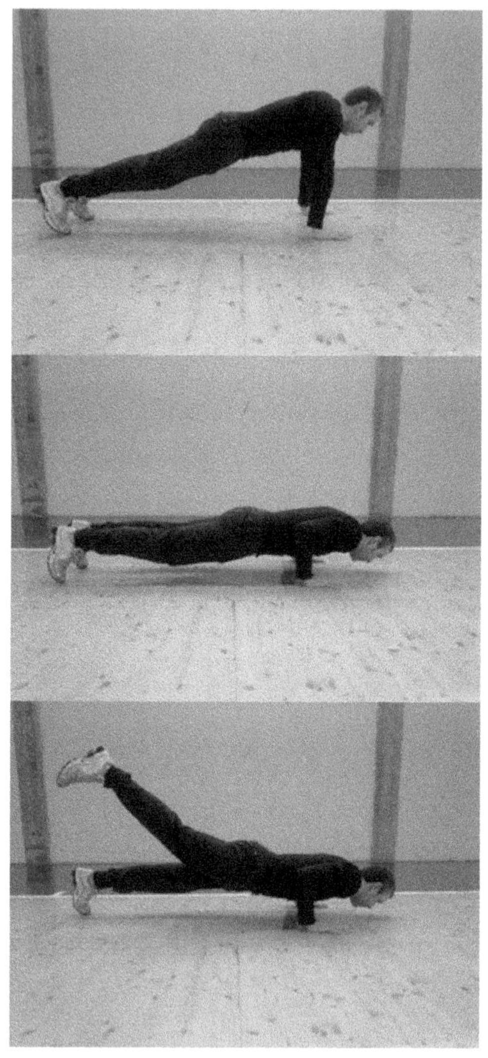

Esercizio n. 20 – Mezzo *burpees* laterale:

dalla posizione dei piegamenti effettua un balzo a destra con ritorno e poi fallo a sinistra.

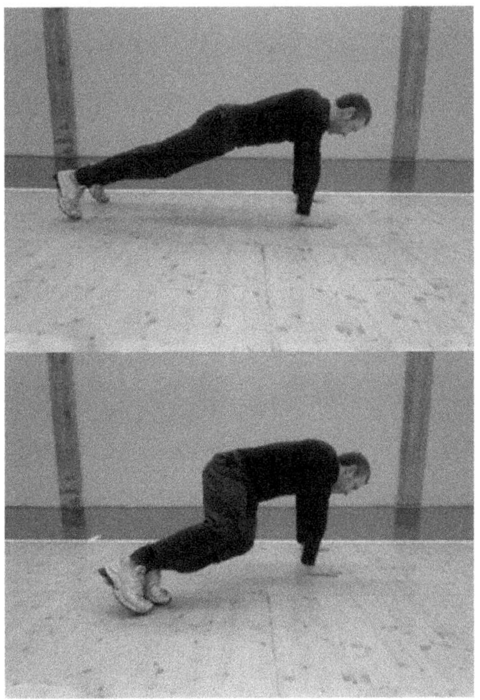

Esercizio n. 21 – Affondo avanti e indietro:

esegui un affondo in avanti e poi senza perdere l'equilibrio del corpo sposta la gamba in dietro. Esegui tre ripetizioni avanti-indietro con la destra e poi cambia gamba.

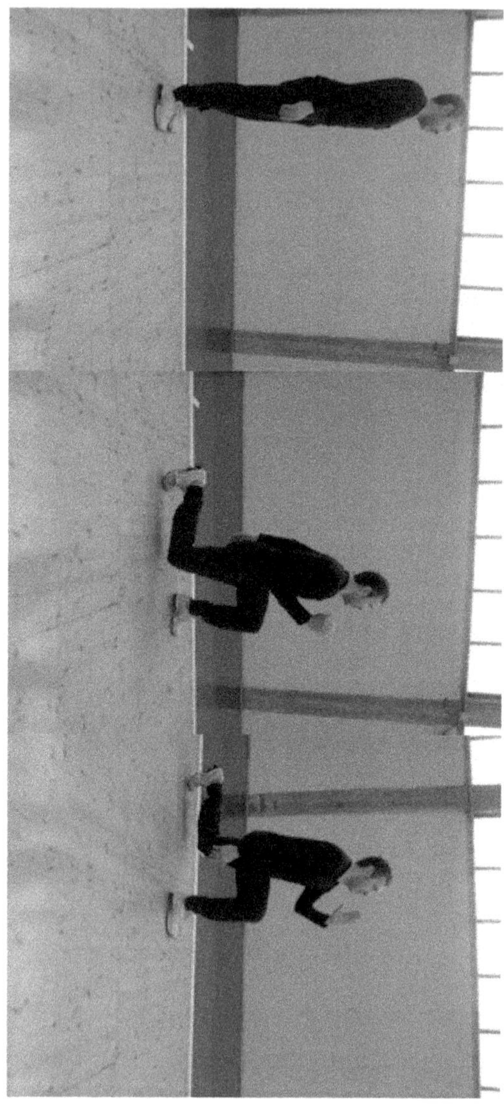

Esercizio n. 22 – Mezzo *alternating* sprinter:

posizionati come lo sprinter che sta per scattare: mani a terra, un piede a circa 30 cm dalle mani e l'altra gamba distesa dietro. Da questa posizione alterna il piede in avanti.

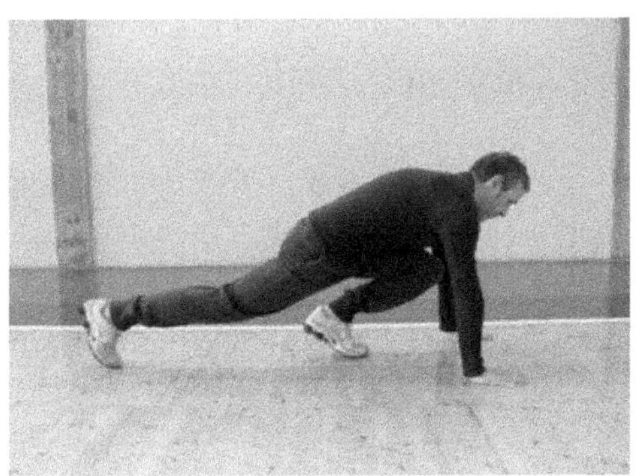

Esercizio n. 23 – *Squat pistol*, capovolta indietro e ritorno:

parti dalla posizione eretta e solleva un piede da terra. Adesso esegui uno *squat* monopodalico e al punto di massima accosciata, fai una capovolta indietro fino a toccare terra con il piede. Poi riporta la gamba in avanti e cerca di raddrizzarti (puoi aiutarti anche con le mani). Cambia piede e fai la stessa cosa con l'altra gamba.

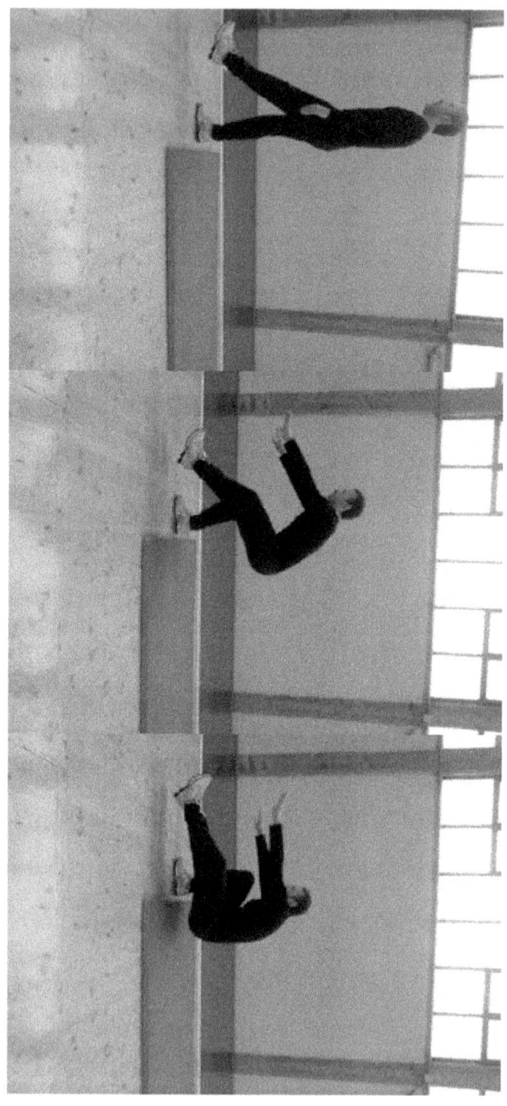

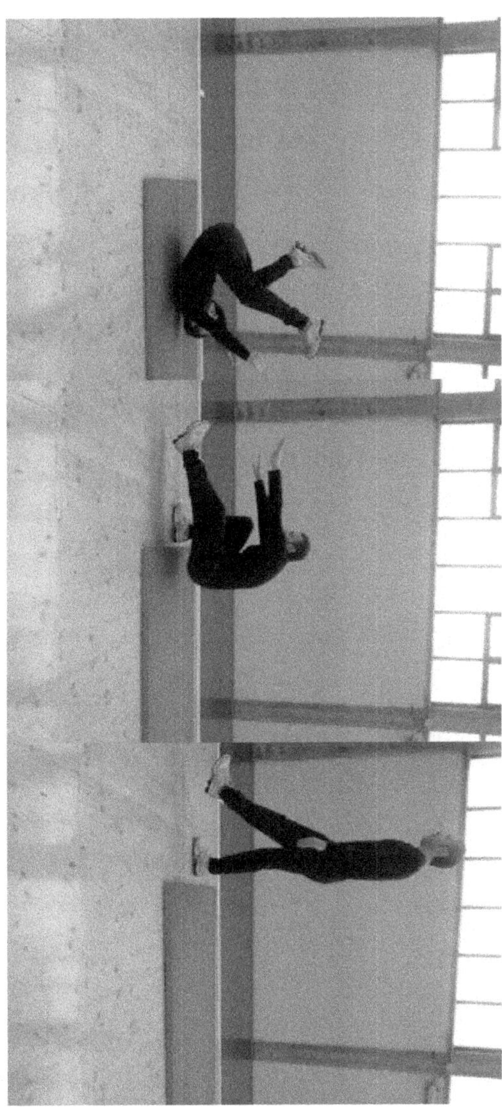

Esercizio n. 24 – *Squat*, capovolta indietro e piegamento: parti dalla posizione eretta, distanzia i piedi di 10 cm ed esegui uno *squat*. Al punto di massima accosciata, fai una capovolta indietro fino a toccare i piedi al pavimento. Poi riporta le gambe in avanti e cerca di raddrizzarti (puoi aiutarti anche con le mani). Non tornare nella posizione eretta ma con un movimento rapido appoggia le mani a terra e porta le gambe indietro. Esegui un piegamento e poi con un balzo riporta le gambe vicino alle mani. Ricomincia con la capovolta indietro e così via.

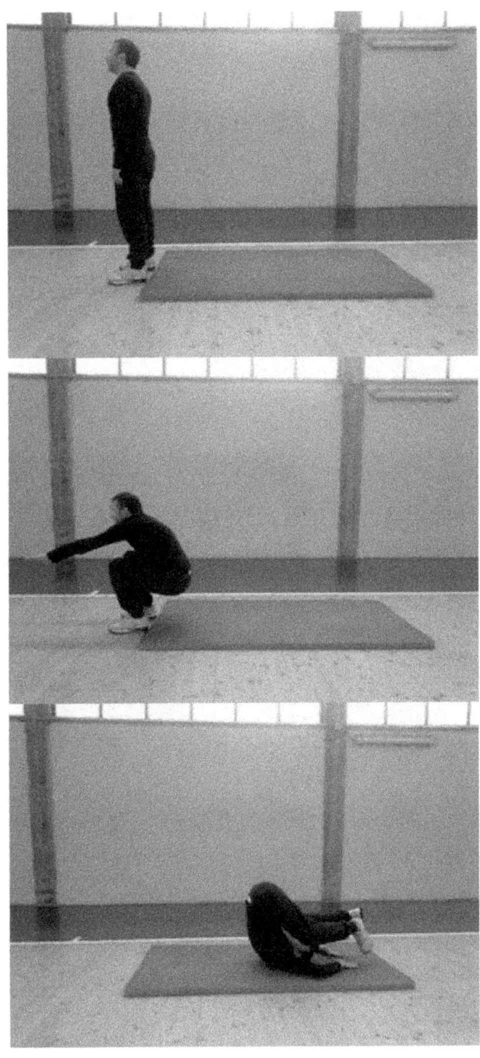

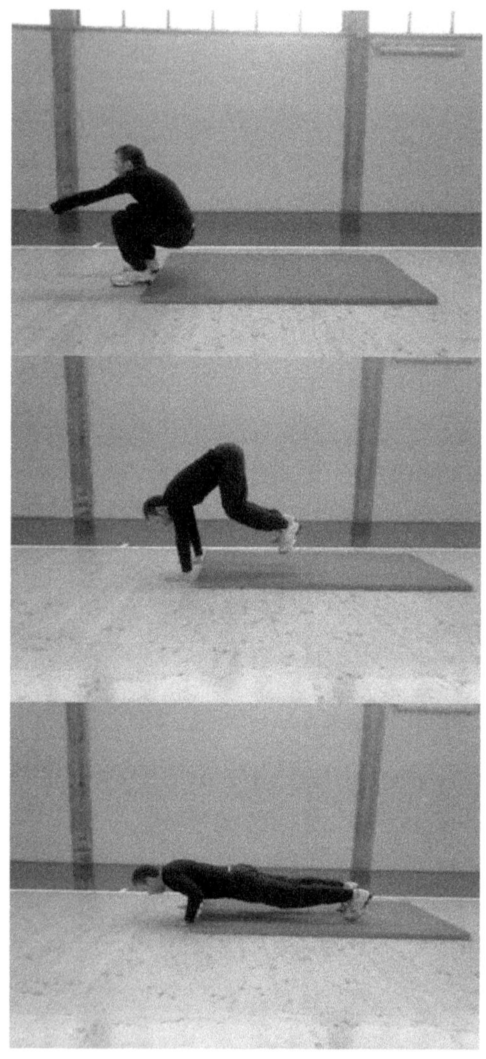

Esercizio n. 25 – Balzo laterale e arresto monopodalico:

dalla posizione di mezzo *squat* effettua un balzo laterale verso destra, atterra con il piede destro e il sinistro sollevato. Mantieni un secondo la posizione, poi effettua un balzo verso sinistra e arrestati con il piede sinistro.

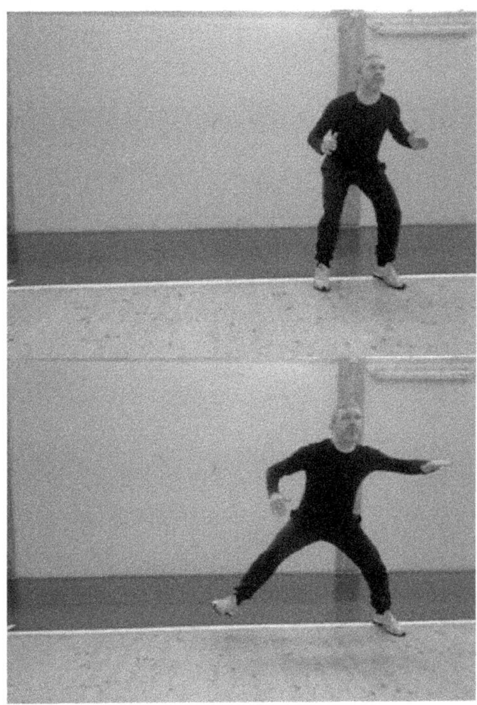

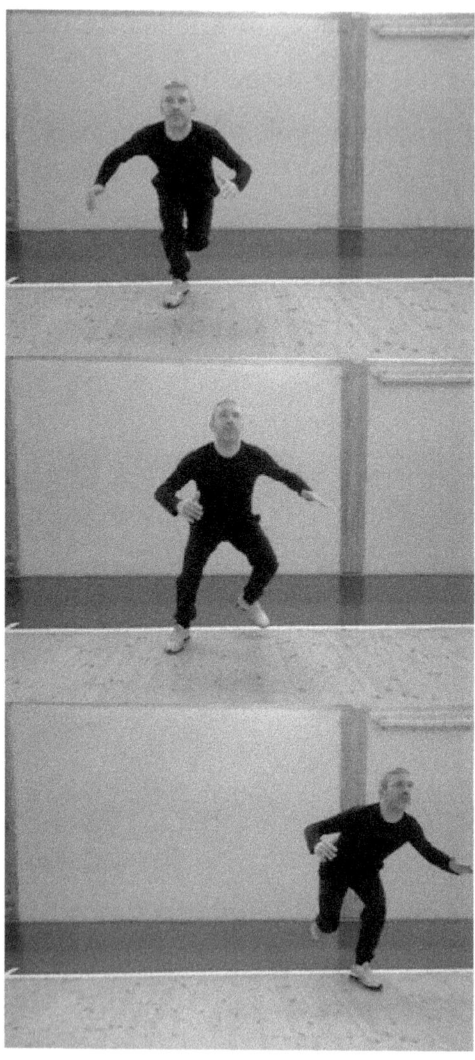

Esercizio n. 26 – Balzo laterale con piede sulla sedia e con rotazione del corpo:

mettiti a fianco di un rialzo e appoggia il piede destro. Spingi con il piede e mentre fai il balzo in alto, esegui contemporaneamente una rotazione frontale del corpo. Atterra sul fianco opposto con i piedi invertiti. Il piede sinistro sul rialzo e il destro a terra. Ricomincia nuovamente senza pausa.

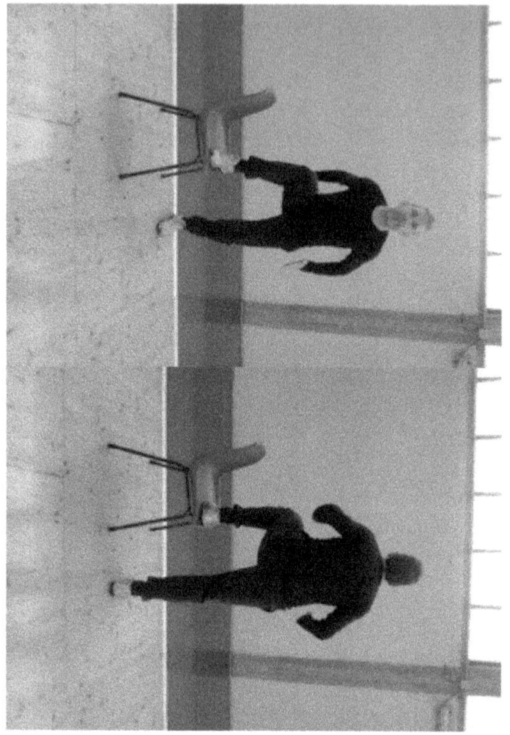

Esercizio n. 27 – Affondi dinamici:

esegui affondi, alternando il piede in avanti, in maniera dinamica e ritmata.

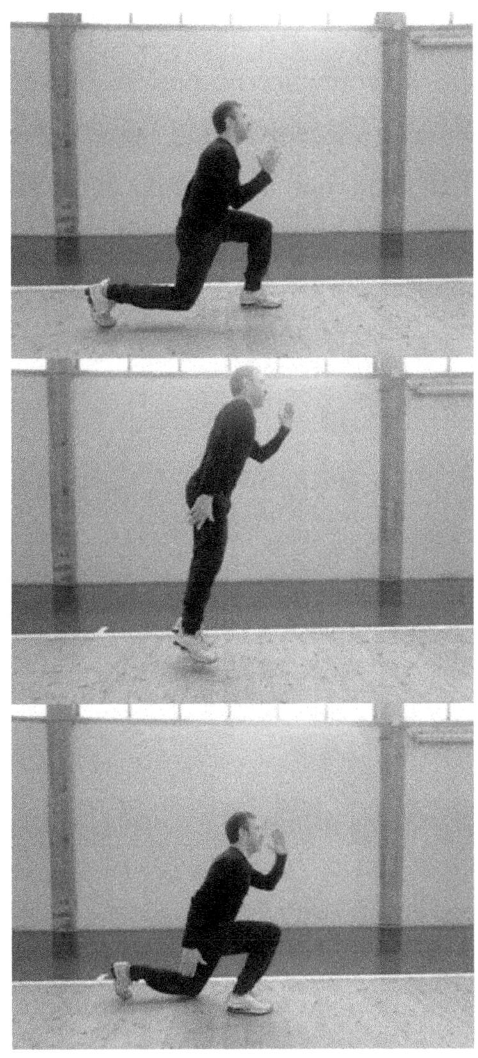

Esercizio n. 28 – "Camminata" sul muro:

mettiti nella posizione dei piegamenti con i piedi a contatto con il muro. Comincia ad arrampicarti con i piedi fino a formare un angolo di 110° circa. Scendi lentamente e ricomincia. Tieni le braccia tese e l'addome contratto per tutta la durata dell'esercizio.

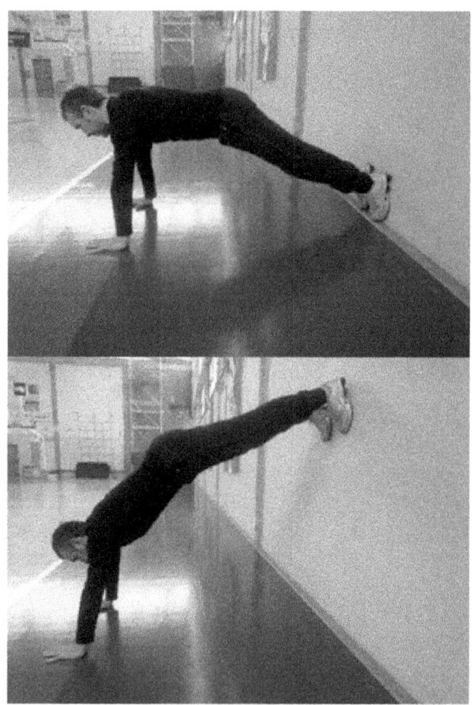

Esercizio n. 29 – Postura dinamica:

parti dalla posizione eretta, solleva una gamba posteriormente e con le braccia tese cerca di avvicinarti ai piedi senza piegare la gamba in appoggio. Nella fase finale dell'esercizio gamba e busto formano una retta parallela al suolo. Esegui il movimento lentamente.

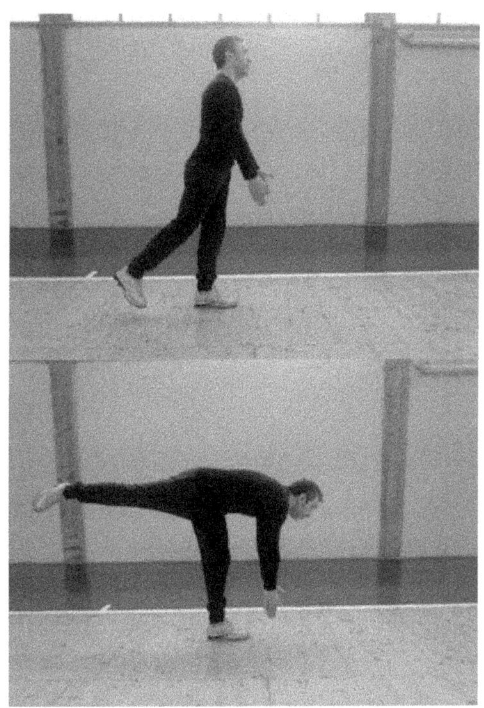

Esercizio n. 30 – Mezzo *squat* monopodalico a braccia aperte:

parti dalla posizione eretta, solleva una gamba posteriormente ed esegui uno *squat* monopodalico. Per mantenere l'equilibrio allarga le braccia e mantieni una velocità di esecuzione bassa per tutta la durata dell'esercizio.

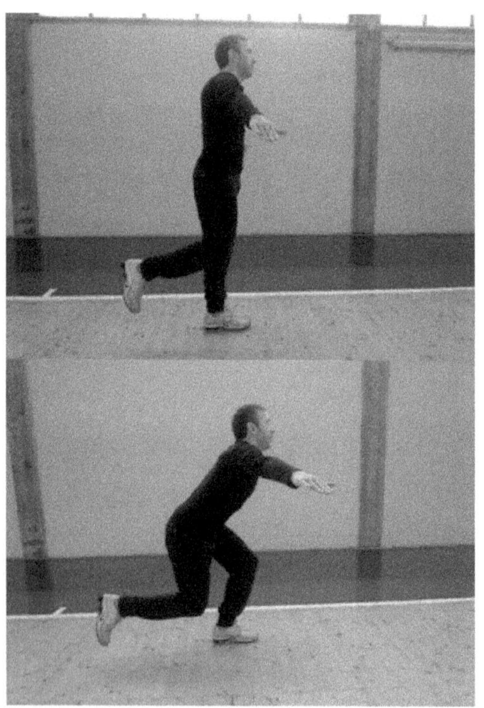

Esercizi con attrezzi

In questo paragrafo troverai esercizi funzionali eseguiti con un manubrio o al massimo due. Il peso non è importante e può variare secondo la tua condizione fisica iniziale (è l'esecuzione che conta!). Come vedi l'attrezzatura è semplice, poco ingombrante, facilmente reperibile e a basso costo.

SEGRETO n. 8: "allenarsi low cost" oggi è possibile ovunque e l'allenamento funzionale, che utilizza movimenti multi-articolari a corpo libero o con piccoli attrezzi, si sposa perfettamente con questo modo di fare fitness.

Anche questi movimenti sono evoluzioni dei classici esercizi per addominali, gambe e braccia. Sono combinati in modo che eseguendoli, tutto il corpo lavora in maniera funzionale.

Esercizio n. 31 – *Swing* con manubrio:
fai oscillare il manubrio tra le gambe e spingilo frontalmente con i posteriori delle cosce e il bacino. La schiena deve rimanere dritta per tutta la durata dell'esercizio. Per fare questo è fondamentale lo sguardo in avanti dall'inizio alla fine del movimento. Puoi

eseguire lo *swing* con due braccia oppure solo con un braccio, alternando l'attrezzo a ogni oscillazione.

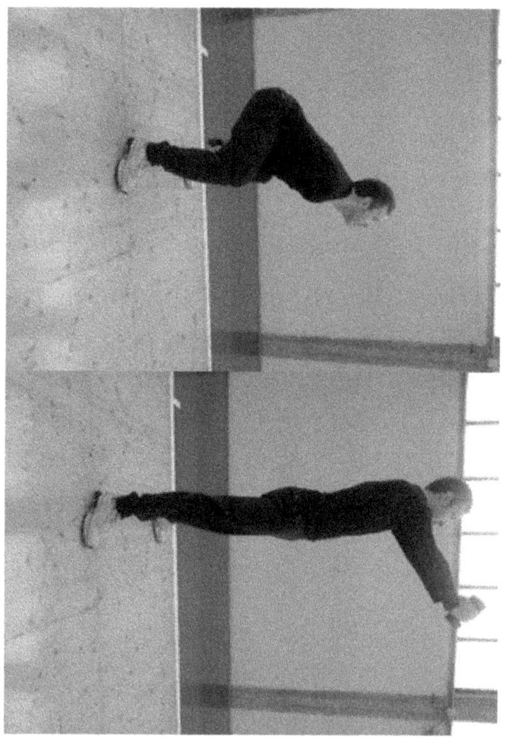

Esercizio n. 32 – *Squat* completo + spinte in alto manubri: dalla posizione eretta porta i manubri all'altezza della spalla. Adesso esegui uno *squat* completo e alla fine della risalita spingi in alto i manubri. Puoi sollevarti anche sulle punte dei piedi. Riporta i manubri sulle spalle e inizia nuovamente il movimento.

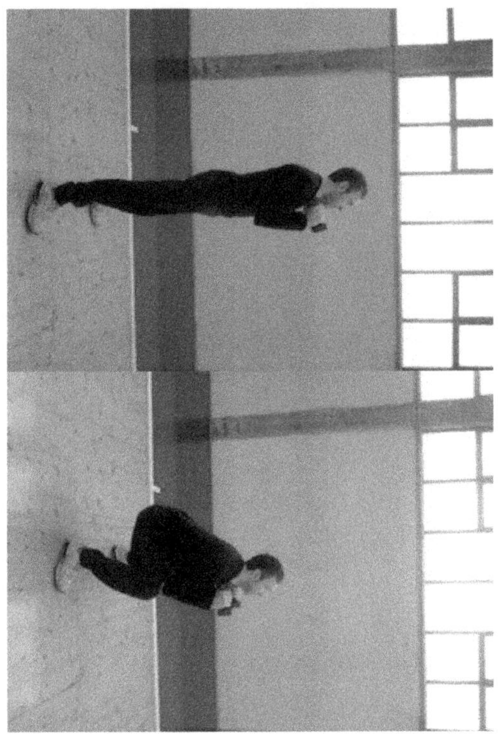

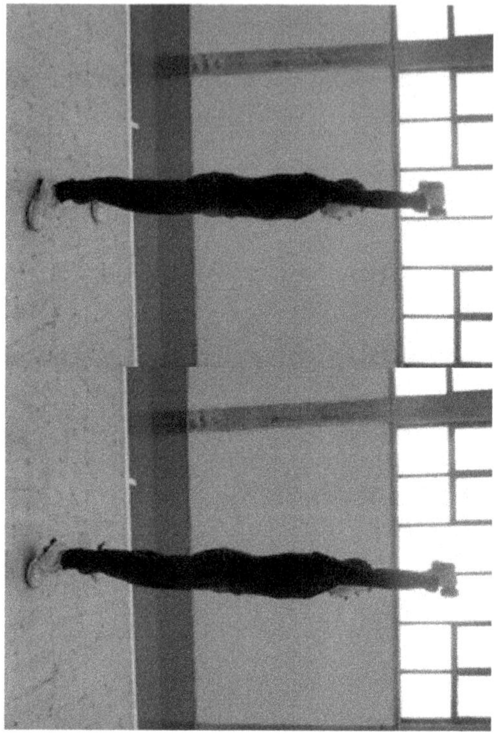

Esercizio n. 33 – *Russian sit-up*:

mettiti decubito supino, con le gambe divaricate e il braccio con il manubrio perpendicolare a terra. Solleva il busto lentamente fino a formare un angolo di 90° con le cosce e mantieni sempre tese le braccia con il manubrio. Guarda il manubrio per tutta la durata dell'esercizio e torna nella posizione di partenza facendo toccare prima la parte bassa della schiena, poi il dorso alto e poi la testa. Puoi anche eseguire l'esercizio con un braccio solo.

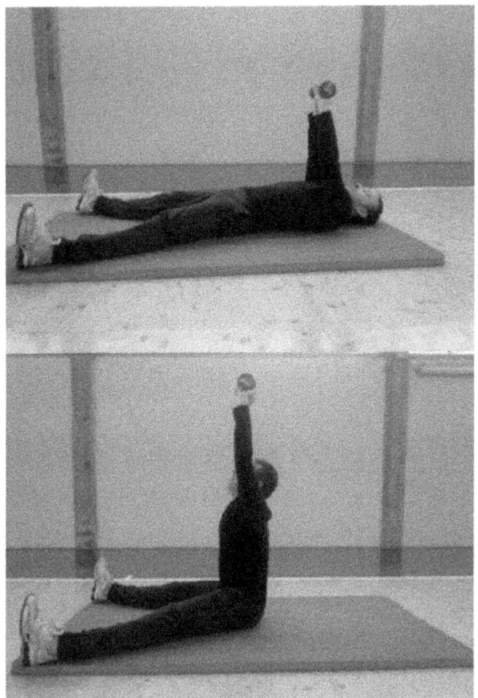

Esercizio n. 34 – *Push press* con affondo:

parti dalla posizione eretta con due manubri all'altezza delle spalle. Da questa posizione, velocemente e simultaneamente (con un piccolo ma rapido balzo), piega le gambe in affondo e spingi i manubri in alto. Raddrizzati con le gambe e contemporaneamente riporta i manubri alle spalle. Alterna sempre la gamba anteriore.

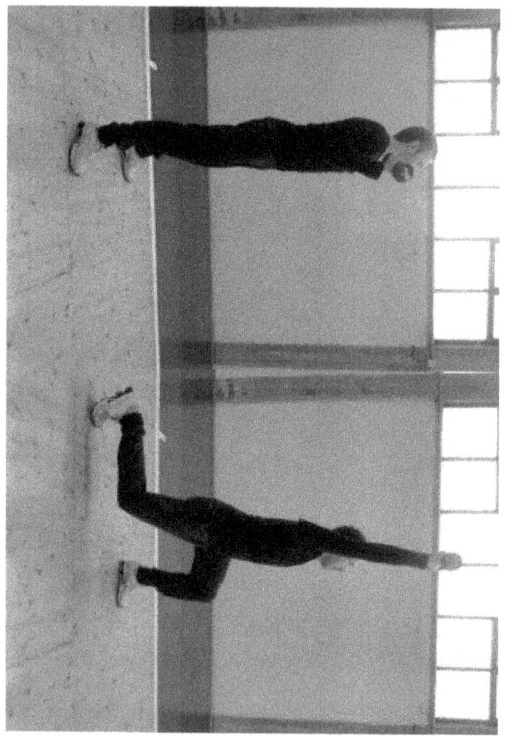

Esercizio n. 35 – Affondi laterali + *curl* con manubri: parti dalla posizione eretta con le gambe divaricate più delle spalle e con le punte dei piedi leggermente rivolte verso l'esterno.

Impugna due manubri (dita all'interno) e tieni le braccia distese. Adesso esegui un affondo laterale, avendo cura di non sollevare il tallone della gamba che si piega e facendo attenzione a non superare la punta del piede con la proiezione del ginocchio. Mentre ti pieghi, fai un *curl* con le due braccia contemporaneamente e quando risali riporta le braccia distese. Stessa cosa nell'altro lato.

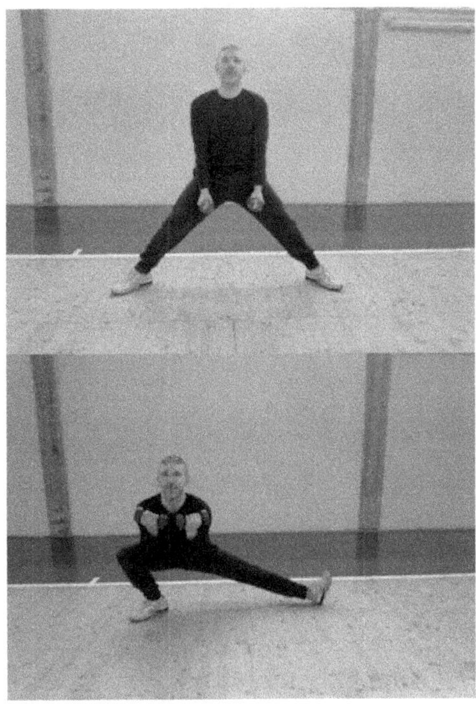

Esercizio n. 36 – *Stability row*:

mentre "mantieni" la posizione isometrica (facendo lavorare il core) con la mano in appoggio su un rialzo, solleva il manubrio portando il gomito indietro. Alterna il braccio ogni tre ripetizioni.

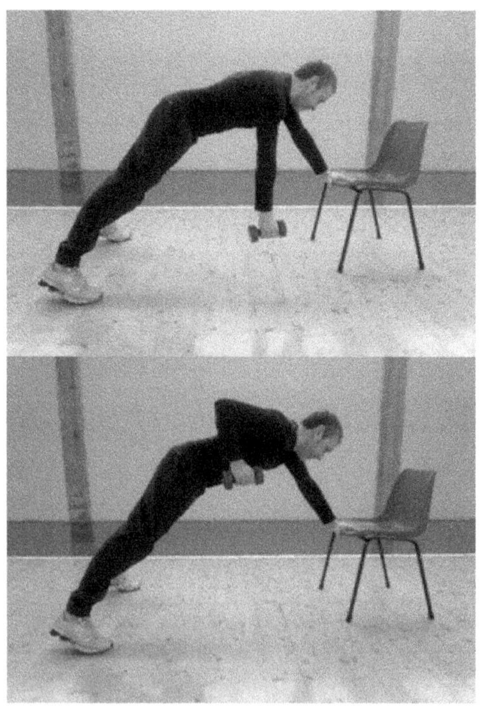

Esercizio n. 37 – *Snacht* con manubrio:

parti dalla posizione di accosciata e impugna un manubrio posto in mezzo ai piedi. Eseguendo il movimento in maniera esplosiva e spingendo con i piedi, porta il manubrio sopra la testa. Durante l'ascesa, mantieni la mano sempre vicino al corpo. Esegui tre ripetizioni con un braccio e poi cambia.

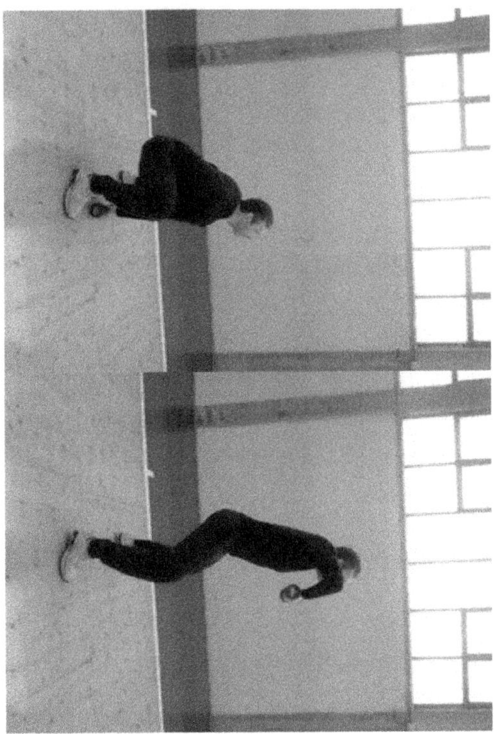

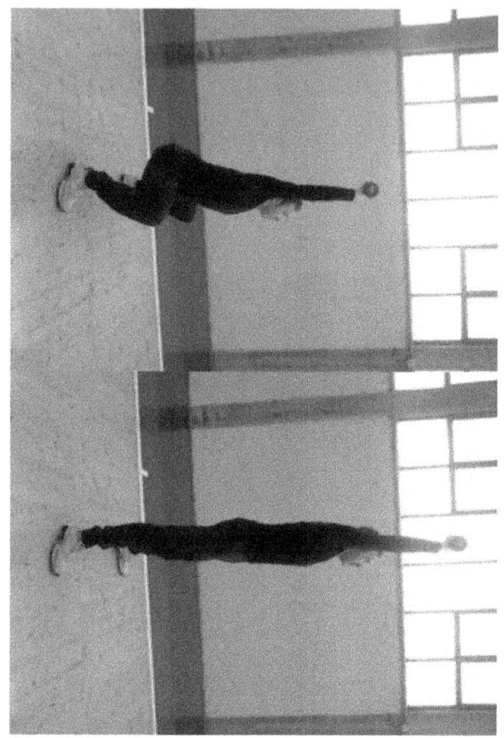

Esercizio n. 38 – *Curl* e spinta con manubri, da affondo ad affondo:

impugna due manubri partendo dalla posizione di affondo con le braccia lungo i fianchi. Esegui contemporaneamente un balzo (per alternare i piedi) e un *curl* con le braccia. Poi di nuovo affondo (inverti nuovamente il piede anteriore) e spinta in alto delle braccia contemporaneamente. Riparti alternando la gamba davanti.

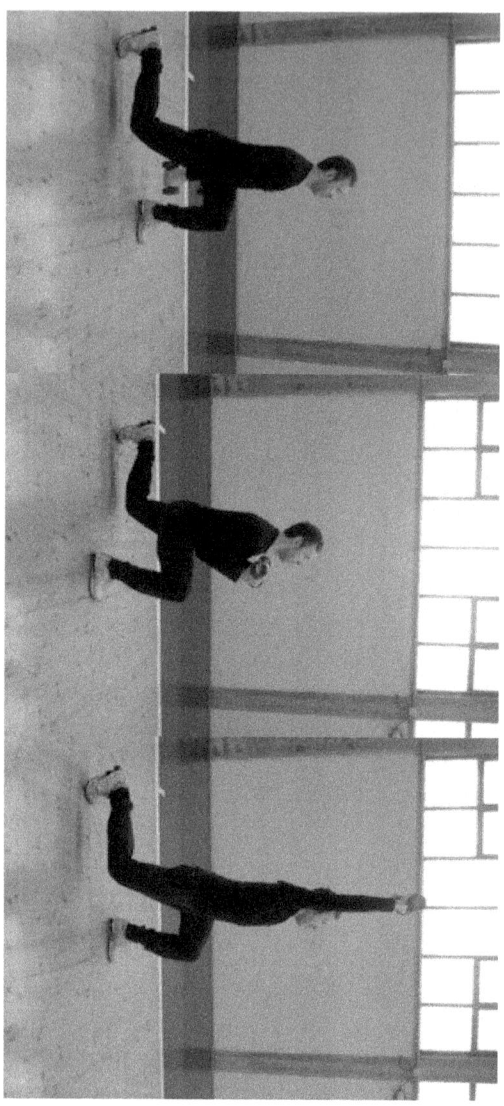

Esercizio n. 39 – *Step-up* con manubri:

impugna due manubri e portali alle spalle. Metti un piede su un rialzo in modo da formare un angolo di 90° tra coscia e gamba. Spingi con il piede rialzato e contemporaneamente solleva l'altro ginocchio e le braccia tese sopra la testa. Esegui tre ripetizioni e poi cambia gamba.

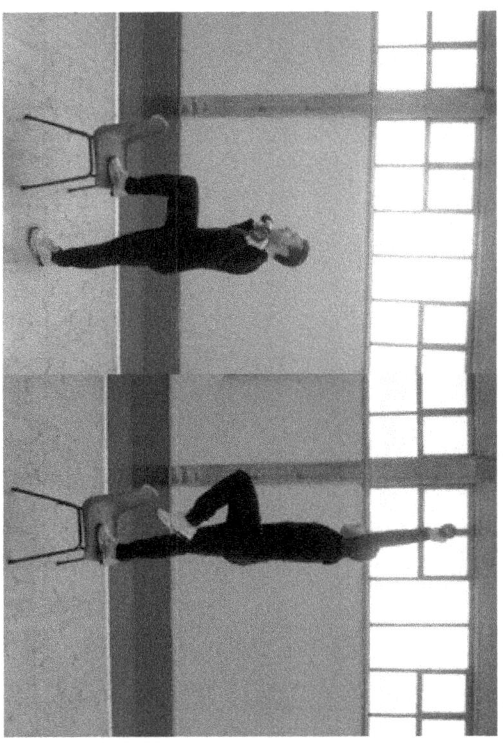

Esercizio n. 40 – *Squat* con manubrio catena crociata:
parti dalla posizione di accosciata e impugna un manubrio, posto a sinistra, con la mano destra. Sollevati portando il manubrio in alto a destra. La mano che impugna il manubrio deve passare sempre vicino il corpo. Esegui tre ripetizioni e poi cambia braccio e lato.

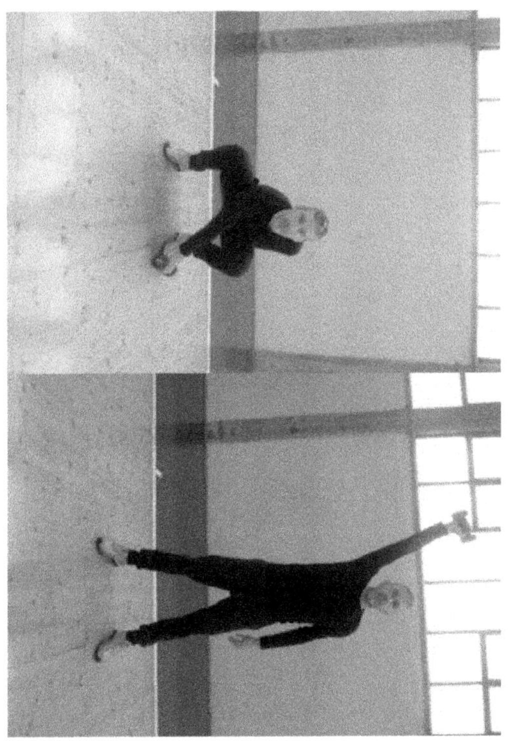

Esercizio n. 41 – Affondo con rotazione:

parti dalla posizione eretta con il manubrio all'altezza del petto. Ruota il corpo a destra mentre fai un affondo e allontani il manubrio dal petto. Torna alla posizione iniziale e fai la stessa cosa a sinistra.

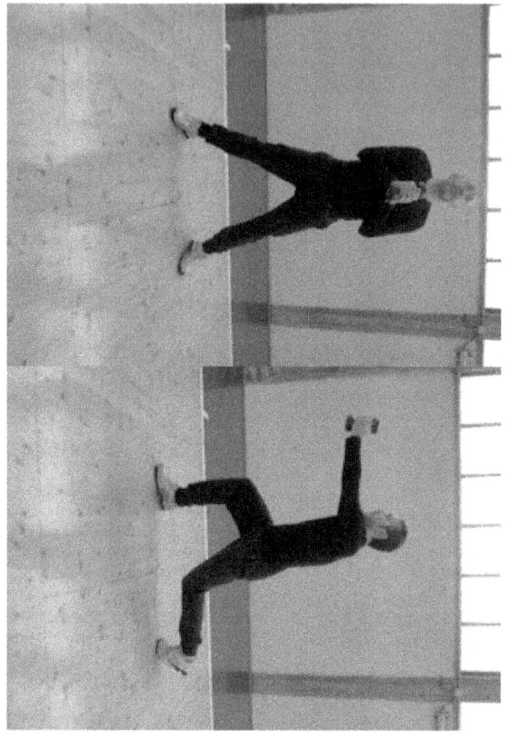

Esercizio n. 42 – *Squat* braccia alte con manubri:

esegui uno *squat* completo mantenendo sempre le braccia tese sopra la testa.

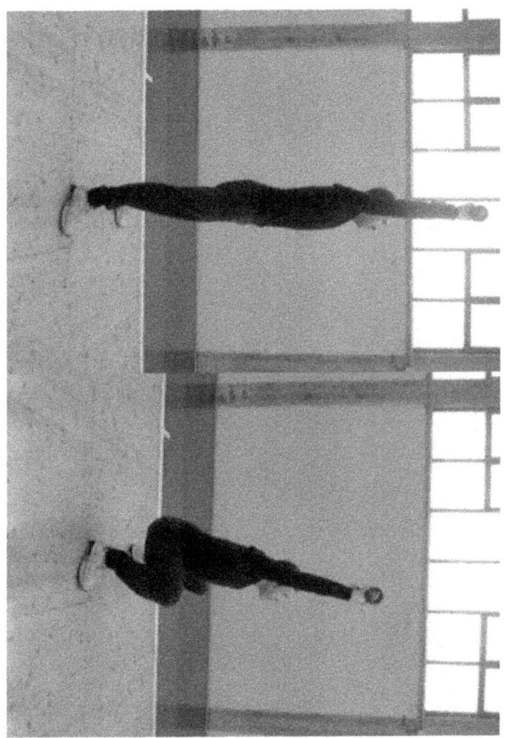

Esercizio n. 43 – Catena crociata in affondo:

parti dalla posizione eretta, con la mano destra alta sopra la testa con manubrio. Esegui un affondo ruotando piedi e corpo verso sinistra e contemporaneamente porta il manubrio in basso (vicino al piede sinistro) passando vicino al corpo. Ritorna nella posizione iniziale e dopo tre ripetizioni cambia lato.

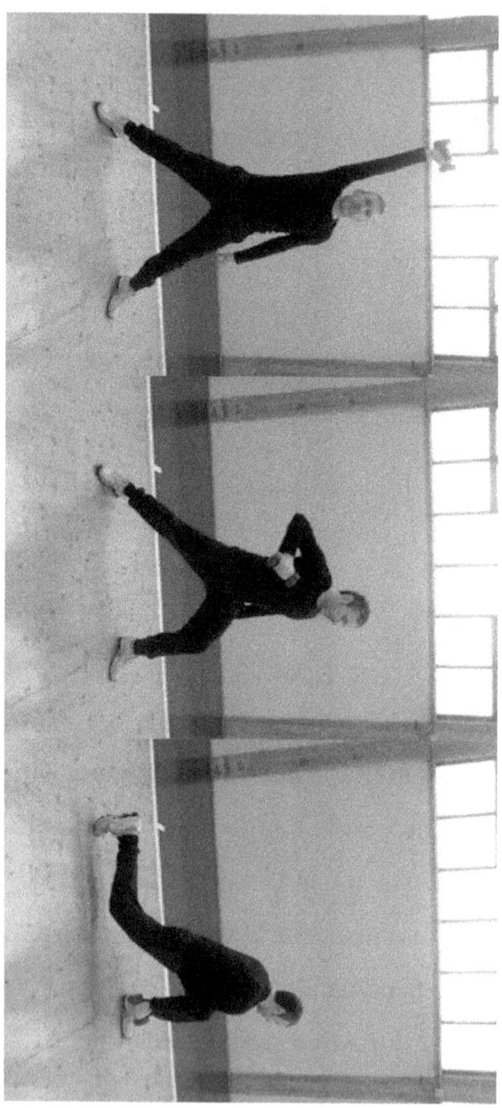

Esercizio n. 44 – *Burpees + jump squat* con manubri: parti dalla posizione dei piegamenti e impugna due manubri. Esegui un balzo fino a portare i piedi esternamente alle mani e poi un balzo in alto accompagnato dalla spinta dei manubri. Dopo il salto atterra in posizione di *squat* con i manubri sulle spalle. Poni i manubri a terra e riparti, con un balzo indietro delle gambe, dalla posizione dei piegamenti.

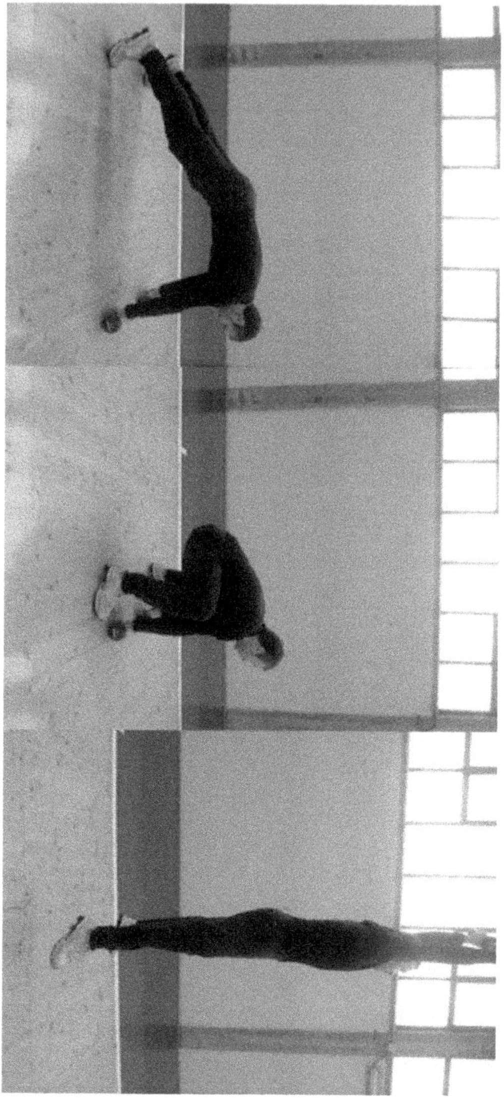

Esercizio n. 45 – *Squat* + affondo con manubri:

alterna in maniera dinamica uno *squat* e un affondo con il braccio con manubrio che passa da "in mezzo" ai piedi (nello *squat*) ad alto sopra la testa (nell'affondo). Esegui tre ripetizioni con un braccio e poi cambia. Per coordinare l'esercizio ricordati che nell'affondo il braccio alto con manubrio è quello opposto alla gamba avanti.

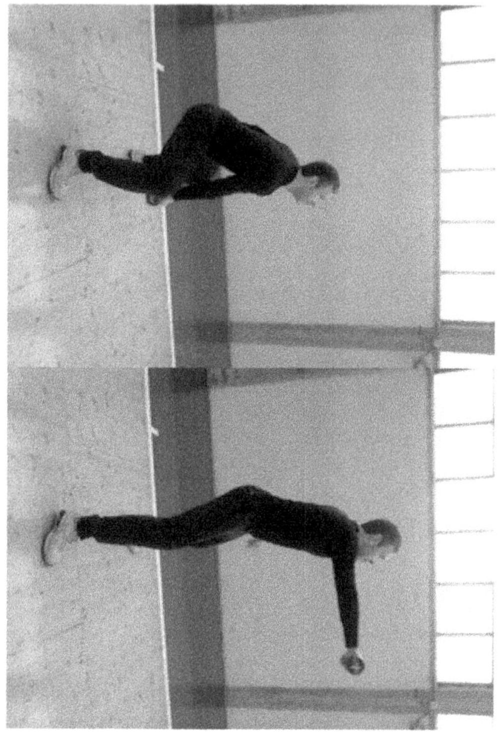

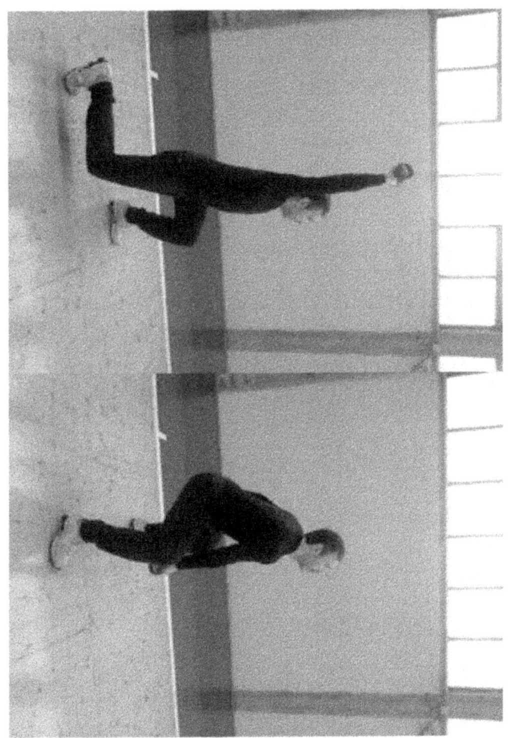

SEGRETO n. 9: tutti gli esercizi di questo corso devono essere svolti a una velocità media. Quando la tecnica e la forza miglioreranno, potrai aumentare la velocità di esecuzione dei vari movimenti.

Come vincere la pigrizia

Se sei abituato ad allenarti sei sicuramente sulla strada buona e i miei programmi saranno uno stimolo in più per variare o integrare il tuo allenamento, ma se sei un pigro per natura, ti voglio svelare alcuni trucchi per motivarti nel migliore dei modi. Ecco i miei semplici consigli che sicuramente faranno al caso tuo:

- **metti il tuo obiettivo per iscritto.** Se per esempio desideri perdere peso e tonificare alcune parti del tuo corpo che non ti piacciono, scrivilo su tre pezzi di carta e attaccali in dei punti strategici (per esempio sul cruscotto della macchina, sullo specchio del bagno e vicino alla maniglia del frigorifero). Così facendo, ogni volta che ti allontanerai dal tuo obiettivo ci sarà sempre il tuo "messaggino" pronto a ricordartelo;
- **prepara i tuoi vestiti ginnici la sera prima e metti il borsone in macchina.** Se la tua giornata è ricca d'impegni, hai sempre i minuti contati e sei solito dimenticare qualcosa, questo ti permetterà di non lasciare mai la tua "tuta da lavoro";
- **allenati a ritmo di musica.** La musica ha una funzione motivazionale incredibile e renderà molto più coinvolgente il tuo allenamento.

SEGRETO n. 10: se solitamente ti lasci vincere dalla pigrizia e non sei costante nell'allenamento, usa dei piccoli trucchi per rimanere focalizzato sull'obiettivo (metti per iscritto cosa devi fare, organizza il borsone la sera prima e allenati con la musica).

RIEPILOGO DEL CAPITOLO 2:

- SEGRETO n. 7: l'aspetto mentale riveste un ruolo fondamentale per la riuscita di qualsiasi allenamento. "Aver voglia di farlo" fa la differenza!
- SEGRETO n. 8: "allenarsi low cost" oggi è possibile ovunque e l'allenamento funzionale, che utilizza movimenti multi-articolari a corpo libero o con piccoli attrezzi, si sposa perfettamente con questo modo di fare fitness.
- SEGRETO n. 9: tutti gli esercizi di questo corso devono essere svolti a una velocità media. Quando la tecnica e la forza miglioreranno, potrai aumentare la velocità di esecuzione dei vari movimenti.
- SEGRETO n. 10: se solitamente ti lasci vincere dalla pigrizia e non sei costante nell'allenamento, usa dei piccoli trucchi per rimanere focalizzato sull'obiettivo (metti per iscritto cosa devi fare, organizza il borsone la sera prima e allenati con la musica).

CAPITOLO 3

Come eseguire il circuito

Scopri il circuito metabolico

Questo corso vuole essere una guida pratica utile e di facile esecuzione, quindi non ho intenzione di parlarti di fisiologia o anatomia perché so benissimo che t'interessa entrare subito in azione. Questo corso è un po' il mio "credo" come preparatore atletico e racchiude le tecniche più efficaci per migliorare la salute del tuo corpo.

Non ti nascondo che anch'io negli anni ho cambiato più volte il mio approccio alla preparazione fisica. Credo che sia una cosa normale anche perché chi si aggiorna continuamente, può sicuramente verificare e testare di persona la "bontà" di certe metodologie ed eventualmente cambiare strategia. L'allenamento non è una scienza esatta e certe esercitazioni sono ottime per alcuni e un po' meno per altri.

SEGRETO n. 11: negli esercizi funzionali non è importante il carico utilizzato ma diventa fondamentale rendere il movimento più complesso.

Ti posso assicurare che i programmi che vedrai sono stati provati dal sottoscritto e sono molto efficaci. Ogni circuito avrà la durata di trenta minuti. Aggiungi cinque minuti di riscaldamento all'inizio, cinque alla fine per un po' di stretching e in quaranta minuti avrai completato il tuo allenamento giornaliero. L'ideale sarebbe allenarsi tre volte la settimana cercando, per avere benefici, di mangiare in maniera salutare.

Per i principianti o per chi non si allena da tempo consiglio di dimezzare il circuito ed esercitarsi sempre tre volte a settimana. Mezzo circuito equivale ad allenarsi per quindici minuti. Aggiungendo cinque minuti iniziali (riscaldamento) e cinque finali (defaticamento) arrivi ad allenarti per venticinque minuti, che come inizio sono più che sufficienti. Questo è il mio consiglio e ti assicuro che venticinque minuti fatti "a modo mio" si sentono eccome! I circuiti prevedono l'alternarsi di un esercizio di forza con un esercizio cardio-vascolare. Per quanto riguarda la forza potrai scegliere esercizi a corpo libero, esercizi con attrezzi o optare per entrambe le soluzioni. Il riscaldamento prevede esercizi di mobilità che interessano tutte le articolazioni del tuo corpo mentre il defaticamento sarà di corsa in *souplesse*. L'attività cardio-vascolare sarà svolta grazie al salto della corda, che a mio avviso, per sessioni medio-brevi, è utilissimo a bruciare calorie. Il salto della corda è un movimento che pochi fanno ma è sicuramente più dispendioso rispetto alla corsa su tapis roulant. Se non l'hai mai provato devi esercitarti un po' perché altrimenti costa troppa fatica.

È necessario non saltare troppo in alto ma lavorare sulla frequenza. Ai miei atleti suggerisco di "dare" il ritmo con le braccia per poi seguirlo con le gambe e non viceversa. Una volta perfezionato il movimento ti puoi divertire a cambiare i passi. Puoi balzare a piedi uniti, a passo alternato, due piede destro e due piede sinistro, solo un piede, incrociando davanti, in avanzamento, ginocchia alte ecc.

SEGRETO n. 12: il salto della corda è un movimento che coinvolge tutti i muscoli del corpo ed è eccezionale come lavoro cardio-vascolare.

Per i miei programmi ti consiglio i modi più semplici e cioè: piedi uniti, passo alternato oppure due destro e due sinistro, ma se sei già bravo nessuno ti vieta di utilizzare anche gli altri modi. Adesso vediamo i tempi di lavoro e i tempi di recupero del tuo workout. L'allenamento è semplice:

- 40 secondi esercizio di forza;
- 20 secondi recupero;
- 40 secondi esercizio cardio-vascolare;
- 20 secondi di recupero;
- avanti così per trenta minuti.

Gli esercizi di forza devono essere svolti a una velocità media. Per semplificare diciamo che in una scala da uno (velocità minima) a dieci (velocità massima) la tua velocità d'esecuzione è a cinque, così come il salto della corda che potrai fare a tuo piacimento. Nella settimana di scarico ti allenerai due volte (martedì e venerdì) e svolgerai una corsa di trenta minuti al 70-75 per cento della tua Fcmax (frequenza cardiaca massima). Se ti alleni da solo diventa quasi indispensabile l'utilizzo di un cronometro a intervalli ripetitivi che puoi impostare come credi (nei miei programmi basta impostare l'allarme a quaranta e a venti secondi). Ti consiglio l'utilizzo di questo strumento perché diventa più semplice concentrarti sull'allenamento senza dover pensare a niente (aspetti solo il suono per iniziare o per recuperare).

SEGRETO n. 13: l'utilizzo di un cronometro a intervalli è indispensabile per impostare i tempi di lavoro e di recupero. Considera che questo dispositivo può essere utilizzato anche come cronometro e ha tantissime altre funzioni utili per il fitness.

Questi sono circuiti impegnativi ma devi considerare che per ottenere miglioramenti servono determinazione e le giuste strategie. Io ti do le strategie, poi tocca a te fare la parte più difficile. Non devo aggiungere altro, comincia a scaldarti che… iniziamo!

AVVERTENZE SPECIALI!

- **i programmi di allenamento non intendono sostituirsi, in alcun modo, a parere medico o di altri specialisti;**
- **sono indirizzati a soggetti senza patologie in corso;**
- **l'autore e la casa editrice declinano ogni responsabilità di effetti e conseguenze risultanti dall'uso delle informazioni contenute nel corso e dalla loro messa in pratica;**
- **consulta il tuo medico di fiducia prima di intraprendere qualsiasi forma di attività fisica o regime alimentare.**

Programma di allenamento di 12 settimane:

- workout 1: 4 settimane (3 di carico + 1 di scarico)
- workout 2: 4 settimane (3 di carico + 1 di scarico)
- workout 3: 4 settimane (3 di carico + 1 di scarico)

Obiettivi:

- dimagrimento;
- accelerazione metabolismo;
- miglioramento efficienza cardio-vascolare;
- potenziamento funzionale di tutto il corpo;

- incremento di forza generale;
- definizione muscolare;
- benessere psico-fisico.

SEGRETO n. 14: non pensare al tuo corpo e alla tua salute solo quando stai male o non ti piaci. Inizia subito senza perdere tempo! Rispetta la tua persona adesso che stai bene!

Workout 1:

- 5 minuti mobilità articolare di tutte le articolazioni (collo, spalla, bacino, anca ecc.) + corsa lenta;
- 40” salto della corda;
- 20” recupero;
- 40” ex. 1;
- 20” recupero;
- 40” salto della corda;
- 20” recupero;
- 40” ex. 2;
- 20” recupero;
- 40” salto della corda;
- 20” recupero;

- 40" ex. 3;
- 20" recupero;
- 40" salto della corda;
- 20" recupero;
- 40" ex. 4;
- 20" recupero;
- 40" salto della corda;
- 20" recupero;
- 40" ex. 5;
- 20" recupero;
- 40" salto della corda;
- 20" recupero;
- 40" ex. 6;
- 20" recupero;
- 40" salto della corda;
- 20" recupero;
- 40" ex. 7;
- 20" recupero;
- 40" salto della corda;
- 20" recupero;
- 40" ex. 8;

- 20” recupero;
- 40” salto della corda;
- 20” recupero;
- 40” ex. 9;
- 20” recupero;
- 40” salto della corda;
- 20” recupero;
- 40” ex. 10;
- 20” recupero;
- 40” salto della corda;
- 20” recupero;
- 40” ex. 11;
- 20” recupero;
- 40” salto della corda;
- 20” recupero;
- 40” ex. 12;
- 20” recupero;
- 40” salto della corda;
- 20” recupero;
- 40” ex. 13;
- 20” recupero;

- 40" salto della corda;
- 20" recupero;
- 40" ex. 14;
- 20" recupero;
- 40" salto della corda;
- 20" recupero;
- 40" ex. 15;
- 20" recupero;
- 5 minuti corsa in souplesse + stretching.

Workout 2:

- 5 minuti mobilità articolare di tutte le articolazioni (collo, spalla, bacino, anca ecc.) + corsa lenta;
- 40" salto della corda;
- 20" recupero;
- 40" ex. 16;
- 20" recupero;
- 40" salto della corda;
- 20" recupero;
- 40" ex. 17;
- 20" recupero;

- 40” salto della corda;
- 20” recupero;
- 40” ex. 18;
- 20” recupero;
- 40” salto della corda;
- 20” recupero;
- 40” ex. 19;
- 20” recupero;
- 40” salto della corda;
- 20” recupero;
- 40” ex. 20;
- 20” recupero;
- 40” salto della corda;
- 20” recupero;
- 40” ex. 21;
- 20” recupero;
- 40” salto della corda;
- 20” recupero;
- 40” ex. 22;
- 20” recupero;
- 40” salto della corda;

- 20” recupero;
- 40” ex. 23;
- 20” recupero;
- 40” salto della corda;
- 20” recupero;
- 40” ex. 24;
- 20” recupero;
- 40” salto della corda;
- 20” recupero;
- 40” ex. 25;
- 20” recupero;
- 40” salto della corda;
- 20” recupero;
- 40” ex. 26;
- 20” recupero;
- 40” salto della corda;
- 20” recupero;
- 40” ex. 27;
- 20” recupero;
- 40” salto della corda;
- 20” recupero;

- 40" ex. 28;
- 20" recupero;
- 40" salto della corda;
- 20" recupero;
- 40" ex. 29;
- 20" recupero;
- 40" salto della corda;
- 20" recupero;
- 40" ex. 30;
- 20" recupero;
- 5 minuti corsa in souplesse + stretching.

Workout n. 3:

- 5 minuti mobilità articolare di tutte le articolazioni (collo, spalla, bacino, anca ecc.) + corsa lenta;
- 40" salto della corda;
- 20" recupero;
- 40" ex. 31;
- 20" recupero;
- 40" salto della corda;
- 20" recupero;

- 40” ex. 32;
- 20” recupero;
- 40” salto della corda;
- 20” recupero;
- 40” ex. 33;
- 20” recupero;
- 40” salto della corda;
- 20” recupero;
- 40” ex. 34;
- 20” recupero;
- 40” salto della corda;
- 20” recupero;
- 40” ex. 35;
- 20” recupero;
- 40” salto della corda;
- 20” recupero;
- 40” ex. 36;
- 20” recupero;
- 40” salto della corda;
- 20” recupero;
- 40” ex. 37;

- 20” recupero;
- 40” salto della corda;
- 20” recupero;
- 40” ex. 38;
- 20” recupero;
- 40” salto della corda;
- 20” recupero;
- 40” ex. 39;
- 20” recupero;
- 40” salto della corda;
- 20” recupero;
- 40” ex. 40;
- 20” recupero;
- 40” salto della corda;
- 20” recupero;
- 40” ex. 41;
- 20” recupero;
- 40” salto della corda;
- 20” recupero;
- 40” ex. 42;
- 20” recupero;

- 40” salto della corda;
- 20” recupero;
- 40” ex. 43;
- 20” recupero;
- 40” salto della corda;
- 20” recupero;
- 40” ex. 44;
- 20” recupero;
- 40” salto della corda;
- 20” recupero;
- 40” ex. 45;
- 20” recupero;
- 5 minuti corsa in souplesse + stretching.

RIEPILOGO DEL CAPITOLO 3:

- SEGRETO n. 11: negli esercizi funzionali non è importante il carico utilizzato ma diventa fondamentale rendere il movimento più complesso.
- SEGRETO n. 12: il salto della corda è un movimento che coinvolge tutti i muscoli del corpo ed è eccezionale come lavoro cardio-vascolare.
- SEGRETO n. 13: l'utilizzo di un cronometro a intervalli è indispensabile per impostare i tempi di lavoro e di recupero. Considera che questo dispositivo può essere utilizzato anche come cronometro e ha tantissime altre funzioni utili per il fitness.
- SEGRETO n. 14: non pensare al tuo corpo e alla tua salute solo quando stai male o non ti piaci. Inizia subito senza perdere tempo! Rispetta la tua persona adesso che stai bene!

Conclusione

Prendersi cura di sé è una cosa molto importante per star bene ed essere felici! Se non ti piaci o non sei soddisfatto del tuo fisico, non ti resta che rimboccarti le maniche! Ti ho messo a disposizione tre circuiti eccezionali per "trasformare" il tuo corpo.

Per eseguirli completamente al giusto ritmo serve costanza, determinazione e soprattutto la conoscenza delle giuste strategie. Ti ho svelato tutti i trucchi! Adesso tocca a te! Trova un'ora e trenta minuti durante la tua settimana per "staccare la spina", per concentrarti sulla tua persona e non pensare a niente. Questo è il tuo momento e in questo spazio non deve entrare nessuno!

Prova per tre mesi e ti accorgerai che l'allenamento è un toccasana per il corpo ma anche per la tua testa. Sono sicuro che una volta provato, non potrai più farne a meno. E non sarà importante se continuerai con il *mio* programma o ti allenerai diversamente; sicuramente sarai una persona nuova, più dinamica, più bella e più positiva. Aumenterai così il tuo metabolismo, tonificherai le parti del tuo corpo che non ti piacciono e più di tutto migliorerà la tua salute. **Trenta minuti tre volte la settimana sono sufficienti!** Sacrifica qualcosa della tua giornata e prenditi cura di te! L'allenamento parte dalla testa ma se hai seguito attentamente questo corso, so già che sei pronto per iniziare! Non perdere tempo e dacci dentro con… il tuo circuito metabolico!

Buon allenamento!

Simone Casagrande

www.ingramcontent.com/pod-product-compliance
Ingram Content Group UK Ltd.
Pitfield, Milton Keynes, MK11 3LW, UK
UKHW022016190726
13853UKWH00005B/1967